Jeanine Van Belle · Von Rheuma geheilt

Jeanine Van Belle

Von Rheuma geheilt

Eine natürliche und zuverlässige Methode

ENNSTHALER VERLAG STEYR

Dieses Buch ist unter dem Titel »Cured of Rheumatism«
auch in englischer Sprache erschienen.

Titel der niederländischen Originalausgabe: »Verlost van reuma door dieet«
Verlag: Van Hemeldonck N. V. Tumhout, Belgien
Aus dem Niederländischen übersetzt von Paul Cassiers

6., überarbeitete Auflage 2007

ISBN 978-3-85068-335-7

www.ennsthaler.at
Jeanine van Belle · Von Rheuma geheilt
Ennsthaler Gesellschaft m.b.H. & Co KG, 4400 Steyr, Österreich
Satz: Ennsthaler Verlag

Inhalt

»Auch wenn ich wüsste, dass morgen die Welt verginge,
würde ich heute meinen Apfelbaum pflanzen.«

LUTHER

Ich danke allen Leuten, deren Briefe ich in diesem Buch als Zeugnisse ihrer Genesung veröffentlichen durfte. Auch Dank für ihren Glauben an die Diät und ihre Ausdauer. Den Leuten, die mich über ihre Heilung telefonisch verständigten, möchte ich hier ebenfalls danken. Leider kann ich ihr Zeugnis nicht in dieses Buch aufnehmen.

Die Autorin

Vorwort

Wenn man sich heilen will,
ist man schon halb gesund.«

SENECA

Mit diesem Buch möchte ich den Leuten zeigen, wie sie sich auf natürliche und verantwortliche Weise selbst ohne Medizin von Rheuma heilen können.

Ich bin mir dessen durchaus bewusst, dass es Fälle geben wird, denen mit der Diät nicht geholfen werden kann. Man wird mir vorwerfen, dass ich manchen falsche Hoffnung mache. Es tut mir wegen dieser Leute dann auch leid, aber ich hoffe, sie werden verstehen, dass ich denjenigen, denen doch geholfen werden kann, dieses Buch nicht vorenthalten darf. Leuten, etwa mit der Bechterew'schen Krankheit, die zu den rheumatischen Erkrankungen gerechnet wird, kann ich nicht versprechen, dass die Diät helfen wird, aber sie wird ihnen bestimmt auch nicht schaden. Auf jeden Fall ist es immer der Mühe wert, es zu versuchen.

Wer wirklich geheilt werden will, muss dafür die Verantwortung in die eigenen Hände nehmen. Es gibt einfach noch kein Wundermittel gegen Rheuma und die Ärzte können auch nicht zaubern.

Denjenigen, die den Mut aufbringen, mit der Diät anzufangen, wünsche ich Beharrlichkeit und schnelle Besserung. Den anderen, die ihre Hoffnung lieber auf Medikamente setzen, wünsche ich beim Suchen nach ihrer Wunderpille Stärke.

Einführung

*»Es ärgert den Menschen,
dass die Wahrheit so einfach ist.«*
GOETHE

Die Redensart »Gegen jedes Leiden ist ein Kraut gewachsen« findet für Rheuma leider keine Anwendung. Weder Kräuter noch Medikamente können die eigentliche Ursache von Rheuma beseitigen. Derjenige, der das in den meisten Fällen aber kann, ist der Rheumaleidende selber, wie unwahrscheinlich es auch klingen mag. Er bewirkt die eigene Krankheit und nur er selbst ist imstande, deren Ursache zu beseitigen, und zwar durch völlige Änderung seiner Nahrung. Die meisten rheumatischen Erkrankungen sind ja auf eine Art Nahrungsvergiftung durch Säuren zurückzuführen. Viele Rheumaleidende werden schon erfahren haben, dass ihnen mit Medikamenten nicht viel geholfen werden kann. Medikamente können die Entzündung zwar bekämpfen und den Schmerz betäuben, aber die wirkliche Ursache können sie selten eliminieren. Medikamente unterdrücken also nur die Symptome.

Den Beweis, dass Rheuma mit Medikamenten meistens nicht zu heilen ist, kann man im Buch »Mit Arthritis leben« (Verlag Scherz) des berühmten südafrikanischen Herzspezialisten Prof. Barnard finden. Da er selbst an einer starken Form von rheumatoider Arthritis litt, hat er wegen der Missbildungen an den Händen auf die weitere Laufbahn des Chirurgen verzichten müssen. In seinem Buch beschreibt er auf höchst objektive Weise die Vor-und Nachteile der Anti-Rheumamittel, die er schon jahrelang ausprobiert hat. Ohne nennenswerte Ergebnisse. Die Veröffentlichung des Arztes Barnard ist ein Beispiel jener Unheilbarkeit, aber auch die mehr als 2000 Briefe, die ich von den Leuten empfing, die mir ihren Leidensweg erzählten. Vor allem waren sie es, die mich dazu anregten, dieses Buch zu schreiben, denn ich bin der Meinung, dass Rheumaleidende das Recht haben zu wissen, dass sie sich selbst in vielen Fällen durch Änderung der Nahrung heilen können. Ferner haben sie das Recht zu wählen, auf welche Weise sie sich heilen wollen. Auch die Tatsache, dass ich mich selber von höllischen Rücken- und Hüftschmerzen habe befreien können - einfach durch Umschaltung auf eine säurearme Diät - verantwortet das Schreiben dieses Buches. Ich darf nicht darüber nachdenken, was aus mir geworden wäre, wenn ich mich nicht hätte heilen können. Laut den Ärzten muss man mit Rheuma leben lernen, aber manchmal sind die Schmerzen so schrecklich, dass man mit ihnen überhaupt nicht leben kann. Was die Ursache des Rheumas betrifft, sucht man sie bei Kälte, Feuchtigkeit, Bakterien, Viren, Eiterherden an Zähnen, Erblichkeit, körperlicher und geistiger Überlastung usw. Die meist auf der Hand liegende »mögliche« Ursache jedoch übersieht man: die Nahrung.

Ich weiß, dass man behaupten wird, dass es noch keinen wissenschaftlichen Beweis dafür gibt, aber Wissenschaft ist noch keine Weisheit. Und da, wo die Wissenschaft scheitert, darf man doch die Weisheit zu Rate ziehen! Wenn sich übrigens niemand dafür einsetzt, wird es auch nie bewiesen werden, dass Rheuma in vielen Fällen die Folge einer ungünstigen Nahrung ist.

Alles, was gut schmeckt, ist deshalb noch nicht gesund, und *alles, was gesund sein müsste, ist noch nicht gesund für jedermann!*

Man könnte fast sagen: »Nahrung kann die beste Medizin sein«, aber es muss sich dann schon um die zutreffende Nahrung handeln. »Man ist, was man isst.«

Die Gesundheit wird eigentlich zur Gänze von der Nahrung bestimmt. Und die Redensart »Gräber graben mit den Zähnen« ist, was Rheuma anbelangt, sicherlich am Platze.

Eigentlich ist es so einfach wie das Händewaschen des Dr. Semmelweis. Dieser ungarische Arzt des vorigen Jahrhunderts wollte durch Desinfizierung der Hände derjenigen, die die Frauen entbinden mussten, Wochenbettfieber vorbeugen. Dr. Semmelweis wurde jedoch vom mächtigen Prof. Klein, in dessen Station dennoch der größte Prozentsatz der Sterbefälle durch Wochenbettfieber vorkam, entgegengearbeitet. Dieser fuhr durch seine Widerwilligkeit und Kurzsichtigkeit damit fort, die Wöchnerinnen in den Tod zu treiben. Leider dauerte es noch 30 Jahre, ehe Pasteur wissenschaftlich beweisen konnte, dass Dr. Semmelweis recht gehabt hatte. Ich fürchte, dass es mit dem Suchen nach der Ursache des Rheumas etwa im gleichen Sinn gehen wird wie mit dem Händewaschen von Dr. Semmelweis: Prof. Klein hat ja noch viele Anhänger hinterlassen. Sie sind immer noch taub und blind gegen die Hypothese, dass die Ursache von Rheuma meistens in der Nahrung zu finden ist. Sie fahren nur zu gerne damit fort, schädliche Medikamente zu verschreiben, mit den entsprechenden Folgen für Rheumaleidende. Hoffen wir, dass es nicht so lange dauern wird wie bei Dr. Semmelweis, ehe sie einsehen werden, dass sie Rheuma-Bekämpfung anders angreifen müssen.

»Neuen Meinungen wird immer argwöhnisch begegnet und sie stoßen gewöhnlich auf Widerstand, aus keinem anderen Grund, als weil sie noch keinen Eingang gefunden haben.«

JOHN LOCKE

Was ist Rheuma?

»Manche Heilmittel sind schlimmer als das Leiden selbst.«

SENECA

Rheuma ist die allgemeine Benennung für verschiedene Erkrankungen an Gelenken, Sehnen und Muskeln, die alle eine Sache gemeinsam haben: Sie verursachen Schmerzen und beschränken die Bewegungsfähigkeit. Über die Ursachen und die Entstehung der Krankheit tastet man noch immer im Dunkeln.

Rheuma ist also kein genau beschriebenes Leiden, sondern ein Sammelname für ziemlich viele Erkrankungen verschiedener Art. Von drei Europäern leidet einer an irgendeiner rheumatischen Erkrankung, sodass wir Rheuma als Volksleiden Nummer 1 betrachten dürfen.

Obwohl Rheuma meistens bei Menschen mittleren Alters vorkommt, ist es keine typische Alterskrankheit, auch junge Leute und sogar kleine Kinder können durch Rheuma betroffen werden.

Rheumatische Erkrankungen kann man in verschiedene Gruppen einteilen:

- die Arthrose oder das degenerative Rheuma
- die Arthritis oder das entzündungsartige Rheuma, das vor allem die Gelenke angreift
- das Weichteil-Rheuma oder rheumatische Erkrankungen der Muskeln, Sehnen und Nerven
- die Gicht, auch eine rheumatische Erkrankung, von der man aber fast sicher ist, dass sie eine Stoffwechselkrankheit ist (ein Zuviel an harnsauren Salzen)

- die Krankheit des Bechterew (Spondylitis ankylopoitica), eine entzündungsartige Erstarrung der Wirbelsäule.

Über die **erste Gruppe**, die **Arthrosen**, weiß man, dass sie der Degeneration der Gelenke zuzuschreiben sind. Durch jahrelange Überbeanspruchung dieser Gelenke entsteht Abnutzung. Der Knorpel dieser Gelenke degeneriert und die Gelenke knarren. Arthrose tritt am meisten an den Gelenken, die am meisten belastet werden, auf, wie der Hüfte (Koxarthrose), Schulter, Knie und Rückenwirbeln. Am Anfang der Arthrose kommen nur einige banale Klagen vor. Manchmal können sich diese jedoch zu sehr peinvollen Erkrankungen weiterentwickeln: Im Laufe der Zeit kommen Entzündungen hinzu und es entsteht also eine Mischform von Arthrose und Arthritis.

Über die **zweite Gruppe**, die **Arthritiden**, weiß man, dass sie mit Entzündungen zusammengehen, und oft kommen sie auf einer schon anwesenden Arthrose vor. Arthritis ist also eine entzündungsartige Gelenkserkrankung, die auf gleich welchem Gelenk auftreten kann.

Polyarthritis ist eine fortschreitende Entzündung mehrerer Gelenke. Diese Form nennt man auch rheumatoide Arthritis. Ein typisches Merkmal dieser Erkrankungen ist die Morgen-Steifheit der ergriffenen Gelenke und die Bewegungsschmerzen. Auch Schwellungen können an den Gelenken vorkommen. Manchmal entwickelt sich das Leiden so weit, dass richtige Missbildungen (Knoten, Ausstülpungen) an den Gelenken entstehen.

Bei der **dritten Gruppe**, dem **Weichteilrheumatismus**, ist nicht das Gelenk, sondern sind die weichen Teile, die es umgeben, wie Muskeln, Bänder und Sehnen, betroffen. Weichteilrheumatismus ist oft sehr schmerzlich und kommt ziemlich oft in Form von Schulterrheuma vor.

Die Gicht *(Arthritis urica)*, die einzige Form, von der man die Ursache kennt, ist eine Stoffwechselkrankheit und soll eine der am meisten vorkommenden rheumatischen Erkrankungen sein. Sie entsteht, wenn zu viel Harnsäure im Blut vorkommt. Die Harnsäure setzt sich am Gelenk ab und verursacht dort eine Entzündung. Früher wurde die Gicht als ein Leiden der reichen Klasse betrachtet, weil sie sich im Bereich der Nahrung und des Trinkens Unmäßigkeiten erlauben konnte. In dieser Zeit, in der fast für jeden ein Überfluss an Speise und Trank vorhanden ist, ist sie eine Wohlstandskrankheit, von der Hunderttausende Opfer geworden sind.

Die Bechterew'sche Krankheit ist eine Erkrankung der Wirbelsäule. Diese entzündungsartige Erstarrung der Wirbelsäule fängt gewöhnlich bei den Lendenwirbeln an. Sie steigt dann weiter über die Brustwirbel bis zum Hals hoch, bis letzten Endes die ganze Wirbelsäule so steif wie ein Stock ist.

Oft kann man an Rheuma betrachten, dass es kombiniert mit anderen Leiden, wie Psoriasis, Lupus und der Reiter'schen Erkrankung, vorkommt. Bei Arthritis psoriatica ist Rheuma dann mit der äußerst hartnäckigen Hautkrankheit Psoriasis verbunden.

Bei der Kombination Lupus - Arthritis findet man eine Form der Hauttuberkulose, welche meistens im Gesicht vorkommt, und man vermutet, dass die Sonne der herbeiführende Faktor ist.

Arthritis bei der Reiter'schen Erkrankung ist eine Kombination dreier verschiedener Anzeichen: Bindegewebe-Entzündung der Augen, eine Entzündung der Urinröhre und Polyarthritis. Von den meisten dieser rheumatischen Erkrankungen kennt man, wie gesagt, die eigentliche Ursache nicht.

In der traditionellen Heilkunde behandelt man diese Leiden mit Mitteln, die die Symptome unterdrücken, aber nicht die Ursache fortnehmen. Diese Mittel führen im Allgemeinen nicht zu nennenswerten oder bleibenden Ergebnissen und sind oft schädlich für die Gesundheit. Meistens werden diese Schmerzlinderer oder Entzündungsbremser verordnet, aber auch oft Kortisone, ein Hormon der Nebennierenrinde. Auch die alternativen Therapien wie Akupunktur und Homöopathie erreichen keine nachhaltigen Ergebnisse, obwohl sie doch weniger schädlich sind. Zum körperlichen Leiden kommen oft psychische Probleme hinzu. Die Schmerzen und Hemmungen, die mit Rheuma verbunden sind, können bei manchen Menschen Depressionen verursachen. Vor allem bei Leuten, die aussichtslos jahrelang Medikamente schlucken müssen und so meistens auch noch Nieren, Darm, Leber, Nerven oder Blut erkranken.

Bei manchen Rheumaleidenden entwickelt sich das Leiden in einem so ungünstigen Sinn, dass sie manchmal im sehr jungen Alter schon an einen Rollstuhl gefesselt sind. Solche Situationen sind sowohl für den Patienten wie auch für seine Umgebung eine schwere Aufgabe.

Warum Diät?

*»Man nimmt es den Ursachen oft übel,
dass sie Folgen haben.«*

OTTO WEISS

Es gibt heutzutage viele Arten von Diäten und die meisten Leute werden auch glauben, dass Diät etwas Neues und also Modernes sei. Nichts ist weniger wahr, denn das Wort »Diät« ist vom altgriechischen Wort »Diata«, das »Ordnung« bedeutet, abgeleitet. Für die Philosophen der griechischen und römischen Kultur war das Wort »Diata« ein Begriff und ein Versuch, um durch eine gesunde Lebensweise und gesundes Essen eine ideale körperliche und geistige Gesundheit zu erreichen. Sie bemühten sich um einen gesunden Geist in einem gesunden Körper.

Auch die Ärzte jener Zeit, wie Hippokrates und Galenus, versuchten den kranken Menschen durch eine umfassende diätische Behandlung zu einer natürlichen Lebensordnung zurückzuführen.

Für den heutigen Menschen müsste Diät gleich wichtig sein wie für die Griechen und Römer. Leider meinen und hoffen manche, dass sie die Gesundheit einfach durch eine Pille wiedergewinnen können. Im Falle von Rheuma kann man leider das Problem nur selten mit einer Pille lösen. Falsche Nahrung ist die Grundursache bei Zivilisationskrankheiten wie Rheuma. Wenn man aber den hervorrufenden Faktor beseitigt, in diesem Fall also die falsche Nahrung, dann wird die Natur alles Mögliche machen, um die Störungen im Organismus aufzuheben. Man braucht dann sogar keine Medizin mehr, denn man heilt von selbst. Die besten und teuersten Arzneien können übrigens nie richtig helfen, solange die Ursache nicht beseitigt wird.

Ich habe durchaus nichts gegen Heilmittel, wenn sie auf eine verantwortliche Weise angewendet werden, denn die Natur ist machtlos gegenüber Krankheiten wie Lungenentzündung, Hirnhautentzündung, Tuberkulose usw. Wir dürfen für die Erfolge, die im Kampf gegen ansteckende und Infektionskrankheiten verbucht werden, dankbar sein. Die Erfolge danken wir größtenteils Leuten wie Paul Ehrlich, Louis Pasteur und Robert Koch.

Bei Zivilisationskrankheiten aber müsste man doch vor allem die Ursache berücksichtigen und diese dann auch gründlich angreifen. Arterienverkalkung, Herzkrankheiten, hoher Blutdruck, Zuckerkrankheit, Rheuma und Krebs sind der Preis, den wir für unsere heutige Lebensweise bezahlen müssen. Überernährung und falsche Nahrung sind die Ursache jener Krankheiten, die schwierig mit Medikamenten zu heilen sind. Die meisten dieser Leiden kann man jedoch schon mit einer zutreffenden Diät günstig beeinflussen.

Blutgefäßverengung etwa, die mit der traditionellen Heilkunde schwierig oder nicht zu heilen ist und meistens zur Beinamputation führt, kann man mittels einer Diät und von der Homöopathie unterstützt so günstig beeinflussen, dass man sogar eine Heilung erwarten darf. Davon konnte ich mich selber bei meinem Vater überzeugen, der jetzt 76 Jahre alt ist und vor mehreren Jahren an Blutgefäßverengung gelitten hat. Ich muss freilich gestehen, dass seine Heilung einem glücklichen Zusammentreffen von Umständen zu verdanken ist. Vor etwa zehn Jahren vernahm mein Vater von seinen homöopathischen Ärzten, dass er an Blutgefäßverengung leide und das so genannte »Raucherbein« habe. Dieses Leiden, das - wie es das Wort selber sagt - durch Rauchen entstehen soll, befällt aber auch Leute, die nicht rauchen.

Er hatte seinen Arzt zu Rate gezogen, weil er nach kurzen Spaziergängen Schmerzen im linken Bein bekam. Auf Anraten des

Arztes hat er sich dann das Rauchen abgewöhnt. Dazu ist er zu einem anderen Arzt gegangen, der ihn mit einem Apparat - einer Art elektronischer Akupunktur - einmal an der Nase und den Ohren behandelte. Seit dieser Behandlung hat mein Vater nicht mehr geraucht. Außerdem bekam er vom Arzt noch homöopathische Mittel gegen Blutgefäßverengung, die leider keine Besserung brachten. Im Gegenteil, die Strecken, die er noch ohne Schmerzen gehen konnte, wurden immer kürzer, sodass er nach einigen Jahren nicht weiter als eine Straße entlang gehen konnte, ohne dass er vor Schmerzen stehen bleiben musste.

Von einem Bekannten, der an der gleichen Krankheit litt, bekam er dann den Rat, das homöopathische Mittel Viscum album D3 (Achtung: Homöopathie kann auch Nebenwirkungen hervorrufen) zu versuchen. Und tatsächlich verschlimmerte sich die Lage ab diesem Zeitpunkt nicht mehr, obwohl sie auch nicht gerade besser wurde. Von jenem Bekannten bekam er auch ein Büchlein über Chelatie-Therapie, eine neue Methode, die angewendet wird, um Blutgefäßverengungen zu behandeln. Dies geschieht mittels eines Infuses, der eine chelatierende, also eine Art entkalkende Wirkung auf die Adern hat. Diese Methode ist jedoch für nicht besonders reiche Leute unbezahlbar. Nachdem ich selber das Buch gelesen hatte, kam ich zur Schlussfolgerung, dass die Chelatie-Therapie ungefähr die gleiche Wirkung wie die Enzyme aus der Nahrung hat. Da ich zufällig wusste, dass gekeimter Weizen eine stark enzymatische (Stoffwechsel fördernde) Wirkung hat, gab ich meinem Vater den Rat, mal eine Kur mit gekeimtem Weizen zu machen. Bei diesem »glücklichen Zusammentreffen von Umständen«, über die ich schon früher sprach, spielte noch die Tatsache mit, dass mein Vater sich auch über Arthrose im Rücken beschwerte. Er hatte sich zu jener Zeit dazu entschlossen, es mit der makrobiotischen Diät, die meine Mutter geheilt hatte, zu versuchen. Welcher Tatsache er es genau zu verdanken hat, werden wir wohl nie wissen, aber ab diesem Zeitpunkt verbesserte sich seine Lage in dem Maße, dass er nach sechs Monaten schon 3 Kilometer spazieren konnte, ohne jede Einschränkung; während er früher keine 50 Meter weit ohne Schmerzen hatte gehen können. Hat er seine Heilung der Diät und der Lebertrankur zu verdanken, dem gekeimten Weizen, dem homöopathischen Mittel oder allem zusammen? Wir werden es nie wissen und es ist auch egal. Das Wichtigste ist, dass er sich wieder gut fühlt, keine Probleme mit Arthrose oder Schmerzen im Bein hat und, obwohl er schon 76 Jahre alt ist, noch immer in allgemein guter Verfassung ist. Dies alles verdankt er seinem Willen zu genesen und seiner Ausdauer.

Wie ich mich selber vom Rheuma heilte ...

*»Die Welt ist ein Paradies, aber ein ganz besonderes:
Auf jedem zweiten Schritt steht ein verbotener Baum.«*

S. A. Müller

Das Interesse an Naturnahrung und Naturheilkunde hat vor 20
Jahren bei mir angefangen, nachdem meine Mutter durch eine
makrobiotische Diät genesen war. (Eine makrobiotische Diät beruht auf Getreidearten und Gemüse.) Sie litt schon 10 Jahre lang
an rheumatoider Arthritis. Ihre Hände waren bereits entstellt und
ihre Füße und Knie gingen schon die gleiche Richtung. Alle Medikamente, Einspritzungen und Vitamin B hatten ihr nicht helfen
können. Da sie nicht mehr aus noch ein wusste, bat sie letzten
Endes Dr. Meganck aus Gent, der damals einer der ersten Pioniere
der Homöopathie war, um Hilfe. Er erzählte meiner Mutter, dass
Medikamente ihr nicht helfen würden; sie könnte jedoch dadurch
genesen, indem sie die Nahrung ändere. Er schrieb ihr daher eine
makrobiotische Diät vor und tatsächlich, nach 6 Monaten war sie
von ihren Schmerzen befreit. Sie hatte vorerst noch geschwollene
Finger, aber im Laufe der Jahre wurden diese wieder normal.

Als ich mich vor einigen Jahren dann selbst von schrecklichen
Rückenschmerzen durch eine säurearme Diät heilte, gelangte ich
noch mehr zu der Überzeugung, dass eine zutreffende Diät Genesung herbeiführen kann.

Da ich seit der Heilung meiner Mutter die Ursachen immer in
der Nahrung suchte, hatte ich bald entdeckt, dass die Schmerzen, an denen ich litt, von einem Zuviel an Säuren hervorgerufen

wurden. Ich hatte in jenem Sommer eine Menge Tomaten gegessen, die ziemlich viele Säuren enthalten. Auf jeden Fall vertrug ich sie nicht. Daraufhin mied ich alle Säuren in der Nahrung. Die schlimmsten Schmerzen gingen rasch zurück und verschwanden danach allmählich ganz. Auch die Schmerzen in der linken Hüfte, an denen ich jahrelang gelitten hatte, verschwanden nach der säurearmen Diät.

Dabei wurde mir klar, dass sie durch die Buttermilch, die ich jahrelang (obwohl nur einmal pro Woche) getrunken hatte, verursacht worden waren. Überdies hatte ich schon früher erfahren, dass ich nach dem Trinken von Wein mehr Schmerzen in der linken Hüfte empfand.

Ich bekam auch eine Zeit lang Rheuma in die Hände, durch das Trinken von Kefir, einer Art Milchwein, der aus dem Kaukasus stammt und mittels Kefir-Körnern hergestellt wird. Ich habe dann verschiedene Arten saure Getränke, Früchte und Gemüse, wie Rhabarber, Orangen usw., ausprobiert und jedes Mal reagierte ich mit Schmerzen im Rücken oder in der linken Hüfte.

Auch eine Bekannte, die schon 4 Jahre an Schmerzen im Rücken und in der linken Hüfte gelitten hatte, konnte ich davon überzeugen, einmal eine säurearme Diät zu versuchen. Sie war außer sich vor Freude, als sie nach 3 Monaten völlig von ihren Schmerzen befreit war. Von dieser Zeit an konnte sie auch die Erhöhung an einem Schuh entfernen lassen. Diese Anpassung hatte sie ein Jahr zuvor auf Anraten eines Arztes anbringen lassen, um den Rücken und die Hüfte zu heilen … Anfänglich waren wir also der Meinung, dass meine Mutter geheilt worden war, weil sie kein Fleisch mehr aß, aber vielleicht wurde die Heilung eher durch Bekämpfung der Säuren – wie es in der Makrobiotik üblich ist – bewirkt. Deshalb bedauere ich seit jener Zeit Rheumapatienten. Ich konnte den Gedanken, dass ich das Mittel, um rheumatische Schmerzen auf natürliche und zuverlässige Weise zu heilen, kannte und nichts damit anfing, nicht ertragen. Ich wollte auch anderen Menschen helfen.

So habe ich eines Tages unser Heilverfahren in der Rubrik »Leser helfen Lesern« einer Genter Wochenschrift veröffentlicht. Ich brauche wohl nicht zu sagen, dass viele Leute darauf reagierten; sie baten mich alle um die Diät. Auch einem Interview, das mit mir von einer anderen Wochenschrift abgehalten wurde, schenkten viele Rheumaleidende Aufmerksamkeit. So habe ich bereits jetzt mehr als 2000 Kopien der Diät den Lesern der zwei Illustrierten geschickt. Diese bestanden aus einer gekürzten Version der wichtigsten Punkte dieses Buches.

Nach einem Monat bekam ich schon die ersten Reaktionen. Weiter hinten in diesem Buch finden Sie die Zeugnisse dieser Leute. Per Brief oder Telefon verständigten sie mich, wie sie auf die Diät reagierten. Es fiel mir auf, dass diejenigen, die zu Anfang der Diät mit der früheren Medikation aufhörten, schnell Besserung verspürten. Die anderen aber stellten wenig oder keine Besserung fest. Daraus schloss ich, dass die Medikamente, allerdings nur manche, der Diät entgegenwirkten. Es ist eigentlich nicht verwunderlich, denn ich habe mehrere Briefe von Lesern bekommen, in denen sie schrieben, dass die Schmerzen mit der Medikation, die ihnen der Arzt verordnet hatte, nur noch schlimmer wurden. Es waren vor allem die Leute, die Kortisone nahmen, die keine Besserung verspürten. Wenn sie mit der Medikation aufhören wollten, bekamen sie noch mehr Schmerzen. Dieser Schmerz dürfte laut dem Buch »Mit Arthritis leben« von Prof. Barnard nicht mehr vom Rheuma, sondern vom Kortison verursacht werden und nur eine Woche andauern.

Diejenigen, die allmählich mit Kortison aufhören wollen, müssen sicher sein, dass die Nebennieren noch funktionieren, denn diese sorgen unter normalen Umständen für jenes Hormon. Wenn die Nebennieren beschädigt sind, was eine Folge des Medizingebrauchs sein kann, kann dieses Verfahren natürlich nicht stattfinden. So sieht man, dass das Heilmittel manchmal noch schlimmer als das Leiden ist.

Die Diät kann die Ursache des Schmerzes beseitigen, aber nicht die negative Reaktion der Medikation. Diejenigen, die aber normale Medizin einnehmen (also kein Kortison), können ruhig ihre Medikamente weglassen. Mit der Diät braucht man tatsächlich keine Medikamente mehr. Mit Kortison aufhören darf man jedoch nur mit ärztlicher Hilfe.

In jener Zeit ist der Gedanke in mir aufgestiegen, die Diät in Buchform herauszugeben. Ich wollte noch mehr Leuten mit meinen Erfahrungen helfen. Ich möchte ihre Augen damit öffnen, sodass sie endlich einmal einsehen, dass Rheuma nicht mit Medikamenten zu heilen ist, solange die Ursache der Schmerzen nicht fortgenommen wird. Wenn sie damit fortfahren, sich mit Säuren zu vergiften, kann keine einzige Arznei mehr helfen. Wenn sie dagegen die Ursache beseitigen, brauchen sie sogar keine Medikamente mehr, denn dann werden sie von selbst gesund.

Wer wirklich genesen will, wird auf eine säurearme, makrobiotische oder Säuberungsdiät umschalten müssen. Säuren greifen den Kalk im Körper an und trocknen das Öl in den Gelenken aus. Ein gutes Mittel, um dieses Öl wiederherzustellen, ist Lebertran (Fischöl). In Amerika gibt es mehrere Forschungsteams, die – im Bereich von Rheuma – Lebertran testen. Mit guten Ergebnissen, denn Lebertran soll entzündungshemmend wirken.

Solange man noch Schmerzen hat, nimmt man täglich einen Suppenlöffel Lebertran und isst gleich danach eine Karotte. Die Karotte erleichtert das Einnehmen von Lebertran und verhindert zugleich, dass der Lebertran aufstößt. Man darf ihn auch mit ein wenig Karottensaft mischen, sodass man ihn weniger schmeckt. Dies also für Leute, die Lebertran nur schwer sauber einnehmen können. Wenn man Karottensaft vorzieht, lohnt es sich, ihn selber herzustellen, denn im Karottensaft, den man kauft, sind oft Säuren zur besseren Haltbarkeit enthalten. Wenn der Schmerz verschwunden ist, wäre es anzuraten, als unterstützende Kur noch täglich einen Kaffeelöffel Lebertran zu nehmen, um weniger empfindlich für Säuren zu werden.

Menschen mit zu viel Cholesterin fragen am besten zuerst ihren Arzt um Rat, ehe sie Lebertran trinken, obschon dieser aller Ansicht nach keinen negativen Einfluss bei einem zu hohen Cholesterin-Gehalt hat, denn er enthält ungesättigte Fettsäuren.

Wenn man vor der Abkehr von Lebertran die unterstützende Kur nicht das ganze Jahr hindurch machen will, müsste man doch zumindest jedes Jahr im Winter eine zweiwöchige Kur machen. Leute, die aus irgendeinem Grunde keinen Lebertran vertragen, müssten es einmal mit Selenium (im Deutschen: Selen), worüber mehr im Kapitel »Etwas über Selenium« erörtert wird, versuchen.

Auch wäre es gut, ein wenig Kalk zu nehmen (keine Brausetabletten), denn im Allgemeinen ist der Kalk im Körper des Rheumaleidenden von den Säuren angegriffen, wie auch vom Zucker, den manche Leute in einem zu hohen Maße verwenden. Ich persönlich nehme jedes Mal, wenn ich ausnahmsweise etwas Saures esse, ein paar Kalktabletten. So greift die Säure den Kalk im Körper nicht an. Ein Rheumaleidender muss auch viel Sonne konsumieren. So bildet man das Vitamin D, das man braucht, um Kalzium im Körper festzulegen. Daher ist auch der Lebertran, der viel Vitamin D enthält, günstig. Bei den Eskimos soll es angeblich kein Rheuma geben. Wahrscheinlich verdanken sie dies der Tatsache, dass sie viel Fischöl einnehmen, weil ihre Nahrung fast ausschließlich aus Fisch besteht. Säuren werden sie auch nicht viel aufstapeln, denn Obst oder Rohkost essen sie selten.

In England hingegen soll der höchste Prozentsatz an Rheumaleidenden vorkommen. Wenn man die dortige Nahrung betrachtet, lässt sich diese Tatsache ebenfalls erklären. Der Engländer trinkt von morgens bis abends Tee und dieser enthält viel Lohsäure. Oft verwenden sie dazu noch Zitrone. Und sie haben außerdem die Gewohnheit, beim Breakfast ein Glas Orangensaft zu trinken, was für Leute mit einer Neigung zu Rheuma äußerst schädlich ist. Auch der Most, der in manchen Gegenden Englands oft selbst bereitet wird, dürfte häufig der Grund sein, dass dort meist Frauen von Gicht betroffen sind. Fügt man noch die anderen sauren Nahrungsmittel hinzu, wie Wein, Tomaten, Orangen, Buttermilch usw., die man wohl auch in England verwenden wird, dann ist es nicht verwunderlich, dass es in England mehr Rheumaleidende als in anderen Ländern gibt.

Auch Archäologen liefern uns den Beweis, dass Säuren für unsere Knochen sehr schädlich sind. Denn in sauren Böden finden sie wenig oder keine Überreste von Skeletten. Manchmal stößt man nur auf die metallenen Zierrate: Das Gerippe ist durch die Säure des Bodens völlig aufgelöst. Auch für Arthroseleidende ist die säurearme Diät, die im nächsten Kapitel beschrieben wird, geeignet. Obwohl Arthrose eine Abnützungserscheinung ist, kann man mit der Diät doch die Schmerzen beseitigen, die zumeist einer rheumatischen Entzündung vorausgehen.

Säurearme Diät Nr. 1

»Die wahre Weisheit ist die Kunst zu vermeiden,
dass du jene Weisheit brauchst.«

Paul Collins

In manchen Ländern sterben Menschen vor Hunger, aber bei uns erkranken die meisten durch Überfluss. Manchmal sind sie auch allergisch gegen ein Nahrungsmittel, ohne es selbst zu wissen. Oder sie essen oder trinken von einer Sache zu viel, sodass bestimmte Stoffe sich anreichern, weil der Körper sie nicht rechtzeitig verarbeiten kann. Dies kann allerlei Arten von Leiden oder Krankheiten hervorrufen. Rheuma ist in den meisten Fällen die Folge einer Anreicherung von Säuren. Es ist also eine Art Nahrungsallergie oder besser noch eine Nahrungsvergiftung. Wer sich für Nahrungsallergie interessiert, dem empfehle ich folgende Bücher:

»Allergie gegen Nahrungsmittel und Chemikalien« von Dr. Mackarness, Verlag Hippokrates;

»Allergisch - was tun?« von Barbara Paterson, Verlag Pietsch.

Rheuma heilen kann man nur, indem man dem Körper die Chance und die Zeit gibt, sich von den angereicherten Säuren zu befreien, ohne neue hinzuzufügen. Die Säuren können Ascorbinsäure, Oxalsäure, Zitronensäure und Milchsäure oder Urinsäure sein. Es kommt also darauf an, so viele dieser Säuren wie möglich aus der Nahrung wegzulassen. Ascorbinsäure, Oxalsäure und Zitronensäure findet man in manchen Früchten und Gemüse, wie Spinat, Tomaten, saurem Obst. In anderen sauren Nahrungsmitteln, wie etwa Sauerkraut, Joghurt und Buttermilch, findet man Milchsäure.

Urinsäurebildend sind Fleisch, Kaffee und Schokolade. Am schlimmsten sind wohl die Säuren der Nahrungsmittel, die wirklich sauer schmecken, wie Wein, Buttermilch, Joghurt, Quark, Zitrone, Essig, Rhabarber, Tomaten, Orangen, Molkosan, Pampelmuse und anderes saures Obst. Ich empfehle auch, keinen Kefir zu trinken. Obwohl Kefir als sehr gesund bekannt ist, ist er meiner Meinung nach für Rheumaleidende ein wahres Gift. Das Gleiche gilt für Buttermilch, einer der am meisten vorkommenden Missetäter bei Rheuma. Auf keinen Fall Molkosan verwenden, denn das wird aus Buttermilch hergestellt. Man muss also nach einer säurearmen Nahrung streben. Wer schnell gesunden will, wird also nichts mehr essen oder trinken dürfen, was wirklich sauer schmeckt. Auch Alkohol und Obstsaft oder Frischgetränke sind schlecht. Man tut gut daran, auch die Urinsäure zu mindern. Weniger Kaffee trinken. Ein guter Ersatz ist Yannoh Instant oder Pionier. Auch Schweinefleisch muss man vermeiden und mäßig mit anderem Fleisch sein. Suppen sollten, wie in der Säuberungsdiät dargestellt wird, ohne Fleisch oder Knochen bereitet werden, denn die enthalten zu viel Urinsäure. Auf keinen Fall Suppenwürfel verwenden, denn die sind zu konzentriert und enthalten zu viel urinbildende Purine. Auch kein synthetisches Vitamin B oder C einnehmen! Morgens nüchtern immer ein Glas laues Wasser trinken. Wenn man oben stehende Ratschläge befolgt, darf man schon viel Besserung erwarten. Ist dies nicht der Fall, dann muss man auf eine viel strengere Säuberungsdiät umschalten. Oben stehende Diät nenne ich eine säurearme Diät, denn in ihr wird alle sauer schmeckende Nahrung weggelassen. Wenn Sie die säurearme Diät gut anwenden, können Sie schon sehr schnell Besserung erfahren und dürfen sogar völlige Heilung erwarten. Sie haben also eine große Chance, von Ihrem Leiden loszukommen.

Wenn man aber, sobald man genesen ist, damit anfängt, wieder zu essen wie früher, ist die Möglichkeit groß, dass die Leiden wiederkehren. Sie werden also nie in ihr ehemaliges Nahrungsmuster zurückfallen dürfen und müssen immer gut darauf achten, was Sie essen und trinken.

Sie müssten eigentlich zuerst völlig von Schmerzen befreit sein, ehe sie wieder etwas essen dürfen, was riskant ist. Wenn sie Schmerzen spüren, müssen sie immer nachprüfen, was sie am vorigen Tag oder in letzter Zeit viel gegessen oder getrunken haben. Wenn Sie sich so selber beobachten, werden sie nach einer Weile die Sachen ermitteln können, die sie schon oder nicht essen oder trinken dürfen.

Wenn man z.B. eine Orange isst und am Tag nachher und an den folgenden Tagen nichts verspürt, dann ist das ein Zeichen, dass eine Orange unschädlich ist. Wenn man jedoch zwei Tage nacheinander eine isst und am dritten Tag spürt man Schmerzen, dann ist dies ein Zeichen, dass man keine zwei Tage nacheinander Orangen essen darf, dass also wieder Säuren angereichert werden. So können alle sauren Nahrungsmittel oder Getränke ermittelt werden. Man wird eigentlich das ganze Leben alert sein müssen und alles, was man zu sich nimmt, genau betrachten müssen, denn Übermaß schadet. Ich weiß, dass es sehr schwer ist, eine solche Diät zu machen, aber es lohnt sich. Zumal wenn man Besserung empfindet, ist das eine Stimulans, um durchzuhalten. Die Heilung wird natürlich vom Grad, in dem man Rheuma hat, abhängen. Wenn man schon zehn Jahre an Rheuma leidet, darf man nicht erwarten, dass es von heute auf morgen besser wird. Die Diät ist kein betäubendes Mittel, sondern geht langsam, aber sicher voran. Ganz allmählich fühlt man, dass sich der Schmerz vermindert. Man kann nach vierzehn Tagen schon den Anfang der Besserung fühlen und bei manchen wird man schon nach zwei Monaten Heilung feststellen. Die schwereren Fälle werden jedoch mit etwa sechs Monaten rechnen müssen. Ich möchte auch ihre Aufmerksamkeit darauf lenken, dass man bei der Diät an den ersten Tagen eine Reaktion fühlen kann. Die Beschwerden, die man hat, können durch die Diät ein wenig aufflackern. Das ist aber ein gutes Zeichen! Es heißt, dass die Säuren sich in Bewegung setzen, den Körper zu verlassen. Man bekommt sozusagen Abgewöhnungserscheinungen.

Manchmal können diese sogar vierzehn Tage andauern. Man darf dadurch den Mut nicht verlieren, sondern muss durchhalten. Wer Angst vor einer zu starken Reaktion hat, kann auch die Säuren langsam vermindern. So kann man die Abgewöhnungserscheinungen vermeiden. Am besten nimmt man keine Medikamente mehr, denn die geben eine falsche Vorstellung der wirklichen Lage des Rheumaleidenden. Obschon die Säuren die primäre Ursache von Rheuma sind, ist es möglich, mit Medikamenten noch eine sekundäre Ursache hervorzurufen. Und es versteht sich, dass, solange es die zweite Ursache gibt, die Diät keine guten Resultate geben kann. Man nimmt mit ihr zwar die primäre Ursache weg, aber nicht die sekundäre, da diese durch die Medikation noch gegeben ist. Die Senkung der Kortison-Einnahme muss auf jeden Fall unter ärztlicher Überwachung geschehen.

Auch keinen Kräutertee mehr trinken, denn die meisten Kräuter enthalten Lohsäure. Auf keinen Fall Brennnesseltee, denn dieser enthält auch noch Ameisensäure. Wer die säurearme Diät wählt, darf also eigentlich essen, wie er es gewohnt ist, muss aber alle sauer schmeckende Nahrung und saure Getränke aus dem gewöhnlichen Nahrungsmuster weglassen. Als Obst darf man nur noch süßes Obst wie Birnen, süße Äpfel, Bananen, Melonen und noch das süße Sommerobst in Maßen essen.

Rheumaleidende, denen die oben stehende säurearme Diät nicht helfen würde, tun gut daran, auf die Säuberungsdiät umzusteigen. Sie haben wahrscheinlich mehr Probleme mit der Urinsäure.

Zur Information :
Sauer schmeckende Nahrung ist nicht mit säurebildender Nahrung gleichzustellen. Nahrung, die gewöhnlich nicht sauer schmeckt, wie Fleisch, die aber im Körper nach Umsetzung einen Säurerest ergibt, ist säurebildende Nahrung.

Einführung zur Säuberungsdiät Nr. 2

»Die Wahrheiten, die man am wenigsten gerne hört, sind oft gerade diejenigen, die man an allererster Stelle wissen muss.«
La Rochefauld

Leute, bei denen die säurearme Diät nach einigen Monaten noch keine Ergebnisse zeigt, steigen am besten auf die Säuberungsdiät um. Sie haben dann wahrscheinlich mehr Leiden durch Urinsäure. Es wäre dann auch angebracht, urinsäurebildende Nahrung wie Fleisch zu meiden. In der Säuberungsdiät ist sowohl die sauerschmeckende Nahrung wie auch die urinsäurebildende Nahrung abgesetzt. Ferner werden so viel wie möglich die chemischen Zusätze und Zucker weggelassen. Die Säuberungsdiät basiert auf der Makrobiotik, in der man sich darum bemüht, die Nahrung so natürlich und rein wie möglich zu halten. Auch weil die Makrobiotik viel fleischersetzende Produkte zur Verfügung hat und vor allem viele volle Getreidearten verwendet, die eine lebende und natürliche Nahrung darstellen, hat diese Diät viel mit der makrobiotischen Nahrungsweise zu tun.

Makrobiotik ist aber mehr als nur eine Diät. Für uns Abendländer ist der Begriff »Makrobiotik« nicht so leicht zu verstehen. Sie hat freilich ihren Ursprung im Osten, wo der Japaner Georges Ohsawa sie stark gefördert hat. Makrobiotik ist keine Philosophie, keine Religion oder spirituelle Lehre, keine Mystik oder Nahrungslehre. Man könnte sagen, dass sie eher eine Art Lebensdisziplin ist, in der man sich um die Herstellung einer Ordnung im Körper bemüht. Dieses Gleichgewicht kann nur erreicht werden, indem man geordnet lebt und, an erster Stelle, geordnet isst. Für uns Abendländer ist der Yin-Yang-Grundsatz wohl am schwierigsten zu verstehen. Diese Lehre beruht auf zwei Gegensätzen, die sich ergänzen und auf die alles, auch die Nahrung, zurückzuführen ist. Wer an Makrobiotik interessiert ist, kann die Bücher von Ohsawa lesen. Eines seiner wichtigsten Werke ist »Makrobiotisches Zen«.

In der Säuberungsdiät ist das Yin-Yang-Prinzip nicht berücksichtigt und ich möchte sie deshalb absichtlich nicht als eine makrobiotische Diät betrachten.

Im Diätgeschäft einzukaufen:
- Vollreis
- Sauerteigbrot oder anderes Vollkornbrot
- Meersalz (immer zu verwenden)
- Tamari (Sojabouillon für die Suppe, ein Fleischersatz also)
- Miso (Fleischersatz - sparsam in der Zubereitung verwenden)
- Tahin (Brotschmiermittel - Fleischersatz)
- Tofu oder Seitan (Fleischersatz - kann wie Fleisch gebacken werden)
- Sesamöl oder Sonnenblumenöl
- Bambu, Yannoh Instant oder Pionier (Kaffeesurrogat)
- Getreideflocken, um die Suppe dicker zu machen, mit Haferflocken, Reis-, Hirse- oder Gersteflocken (es gibt auch eine Mischung) abwechseln.

Personen, die aus irgendeinem Grund vom Arzt aus kein Salz essen dürfen, ist auch in dieser Diät Meersalz verboten und sie sollten sich auch vor Tamari, Tahin und Miso vorsehen. – Oben stehende Nahrungsmittel kauft man am besten in einem Diätladen oder Reformhaus. Dann ist man doch mehr oder weniger sicher, dass man biologisch angebaute Produkte bekommt. Dies ist von großer Wichtigkeit, weil unser Organismus durch das, was wir essen, was wir trinken und einatmen, aufgebaut und unterstützt wird.

»Biologisch angebaut« bedeutet, dass diese Produkte auf die gleiche Weise wie vor der chemischen Landwirtschaft angebaut und bereitet wurden. Das heißt, dass sie vom Anbau an bis auf unseren Tisch mit keinem chemischen Produkt in Berührung gekommen sind, weder mit Kunstdünger oder Pestiziden noch mit Konservierungs-, Färb- oder Geschmacksstoffen. Unter Naturernährung versteht man also Nahrung, die ihre ursprüngliche, natürliche Art erhalten hat. Natürliche oder biologische Nahrung muss zwei fundamentalen Grundsätzen entsprechen.

1. Sie rührt von einer natürlichen, nicht künstlichen Aufzucht bzw. Anbau her.
2. Sie wurde keiner einzigen speziellen Behandlung unterworfen und auch nicht raffiniert.

Wer die Säuberungsdiät wählt, muss also vor allem danach streben, die Nahrung so natürlich und sauber wie möglich zu bewahren.

Säuberungsdiät Nr. 2 – Tagesmenü

»Die Natur betrügt uns nie, es sind immer wir,
die uns selber betrügen.«

JEAN-JAQUES ROUSSEAU

Auf nüchternem Magen immer ein Glas laues Wasser trinken, Leitungswasser oder nicht brausendes Wasser aus gläsernen Flaschen.

Frühstück

Vollkorn- oder Sauerteigbrot mit ein wenig Butter oder Tahin (ungesalzen oder salzig), Vollkorn-Zwieback, Getreidewaffel oder Müsli. Als Getränk Yannoh Instant, Bambu, Pionier oder Wasser.

Mittagessen

- Selber zubereitete Suppe von in Öl geschmortem Gemüse nach Wahl, der man das nötige Wasser und Getreideflocken zum Binden zufügt. Mit Tamarin und Meersalz würzen.
- Reis mit in Öl geschmortem Gemüse mit Zwiebelsoße und gebackenem Seitan oder gebackenem Tofu. Der Reis darf mit Spaghetti oder Hirse abwechseln.

Abendessen

Wie das Frühstück. Man darf aber wohl eine geraspelte Karotte, mit ein paar - nicht mehr! - fein geschnetzelten Löwenzahnblättern gemischt, dazuessen. Im Winter die Löwenzahnblätter durch fein geschnittenes rohes Wittloof ersetzen.

Von einem ½ Suppenlöffel Tamari, drei Suppenlöffeln Tahin,

fein geschnittener Zwiebel und Petersilie kann man einen leckeren Brotbelag machen.

Man darf bei der Diät also nichts anderes essen als hier dargestellt. Bei Durst nur laues Wasser. Es ist selbstverständlich, dass auch Alkohol sowie Obstsaft und Frischgetränke verboten sind.

Alles Gemüse ist zugelassen, außer Spinat und Tomaten. Was man bestimmt ins Nahrungspaket aufnehmen muss, sind Kürbisse, Linsen und Rote Rübe. Aus Kürbissen und Linsen lässt sich eine wohl schmeckende Suppe machen. Rote Rübe kann man auf gleiche Weise wie Karotten bereiten, also mit Zwiebel und Kräutern geschmoren. Rote Rübe kann auch geraspelt gegessen werden. Aber man darf sie nicht jeden Tag essen, da sie doch etwas Oxalsäure enthält. Kürbis, Linsen und Rote Rübe sind ein für die Gesundheit wertvolles Gemüse.

Die Eliminationsdiät Nr. 3

»Wenn die Hoffnung uns verlässt,
geht sie, unser Grab zu graben.«

Carmen Sylva

Neben der säurearmen und der Säuberungsdiät gibt es noch die Eliminationsdiät. Man kann sie auf jeden Fall versuchen, wenn die ersten zwei nicht geholfen haben. Sie basiert auf dem Prinzip der englischen beziehungsweise amerikanischen Ärzte Dr. Mackerness und Dr. Rowe, Spezialisten in Nahrungsallergie. Sie verordneten ihren Patienten, eine volle Woche zu fasten, um die Ursache ihrer Krankheit ausfindig machen zu können. Da ich eine Woche fasten ein wenig zu extrem und unnötig fand, habe ich eine Diät ausgedacht, die alle möglichen Übeltäter ausschließt. Ich selber habe mit dieser Diät angefangen, als meine Rückenschmerzen unerträglich wurden. Wer also sehr schnell gesunden will, kann sofort mit dieser Diät anfangen. Bei ihr schließt man alle möglichen Elemente, die Rheuma verursachen können oder auf die man möglicherweise allergisch ist, aus. Sie ist äußerst streng, aber Leuten, die sich keinen Rat mehr wissen, würde ich sie doch empfehlen. Bei der Eliminationsdiät darf man nichts anderes als vollen Reis und gekochte Karotten essen. Man kann den Reis und die Karotten für zwei bis drei Tage vorkochen und jedes Mal das Benötigte wieder aufwärmen.

Die Diät sieht folgendermaßen aus:
Morgens auf nüchternen Magen ein Glas laues Wasser trinken, weiter kein Frühstück. Um Mittag Reis mit Karotten und abends noch einmal Reis mit Karotten. Etwas anderes darf man nicht essen! Bei Durst nur laues Wasser trinken!

Diese Diät sollte man eine Woche aushalten. Dann müsste man schon eine wesentliche Besserung spüren und darf planmäßig auf die Säuberungs- oder säurearme Diät umsteigen.

Zunächst fügt man während einiger Tage die Brotmahlzeit morgens wieder hinzu, während man die zwei Reismahlzeiten mit Karotten weiter beibehält. Wenn man gut darauf reagiert, ersetzt man nach einigen Tagen eine Reismahlzeit durch Brot. Dann kann man anderes Gemüse ausprobieren. So fährt man Schritt für Schritt fort, indem man jedes Mal etwas anderes hinzufügt und immer darauf achtet, wie man auf alles reagiert.

Auf diese Weise wird man auf die Dauer entdecken, worauf man allergisch ist oder wodurch man Schmerzen bekommt. Bei dieser Methode muss man schon Besserung verspüren und die Ursache der Probleme finden. Es ist klar, dass – wenn man den Übeltäter entdeckt hat – man ihn aus der Nahrung entfernt. Man darf diese Diät aber nicht länger als eine Woche machen. Die Eliminationsdiät eignet sich auch besonders dazu, sie während der Fastenperiode anzuwenden. Sie säubert den Körper von allen gespeicherten Giftstoffen und Überflüssigem. Die Zeit um Ostern ist hierfür die beste Periode.

Auch Fasten heilt

»Nur wenige sterben vor Hunger,
aber Hunderttausende sterben vom Essen.«

BENJAMIN FRANKLIN

Durch Mankos in der Nahrung kann man erkranken. Mangel an Kalk etwa kann Rachitis (Englische Krankheit) verursachen und durch Vitaminmangel (Avitaminose) kann man alle Arten von Leiden bekommen.

In unserer Konsumgesellschaft werden jedoch nicht so leicht Mankos in der Nahrung entstehen. Das Gegenteil, also Krankheit durch Überfluss, wird eher vorkommen, denn Übermaß schadet.

Früher fastete man regelmäßig. Es wurde ja von der Kirche auferlegt. Das Fasten war sozusagen eine Buße für die Sünden der Menschen. Ich selber bin nicht praktizierende Katholikin, aber ich bin der Meinung, dass die Kirche ihren Gläubigen einen schlechten Dienst erwiesen hat, indem sie das Fasten lockerte.

Viele betrachteten Fasten und Beichten ziemlich kritisch, aber im Bereich der Gesundheit waren sie den Menschen ein Segen. Das Fasten fand vor Ostern statt, also gerade nach den weniger gesunden Wintermonaten, im richtigen Augenblick, denn es ist notwendig, dass der Mensch sich von allen Überflüssigkeiten, die der Körper angereichert hat, befreit. Der Frühling ist dazu die beste Zeit. Wenn die Natur sich erneuert, müsste auch der Mensch sich erneuern, und zwar durch Reinigung des Körpers, sodass er wie neugeboren dem Leben wieder gewachsen ist.

Das vorgeschriebene Fasten war denn auch eine willkommene Säuberung für den Körper. Zivilisationskrankheiten, und dazu gehört auch Rheuma, muss man ja fundamental anfassen und dabei kann Fasten oder teilweises Fasten eine große Rolle spielen.

Rheumaleidende, die also mit Diät ihr Leiden heilen wollen, tun gut daran, ab und zu einen Fastentag einzuschalten. Besonders am Anfang der Diät wird einen Tag fasten den Heilungsprozess beschleunigen.

Um den Säuberungseffekt zu optimieren, trinkt man am Fastentag nur ein paar Gläser laues Wasser. Nicht jeder kann das einen ganzen Tag aushalten. Wer überhaupt nicht mehr durchhalten kann, darf eine Karotte und einen Vollkornzwieback essen.

Am nächsten Tag wird es einem schon viel besser gehen. Manche fühlen sich tatsächlich wie neugeboren.

Für bestimmte Leute ist ein Fastentag wirklich zu schwer. Sie tun gut daran, jeden zweiten Tag eine Mahlzeit auszulassen. Wer längere Zeit fasten will, muss dies unter ärztlicher Kontrolle machen.

Leute, die unterernährt sind, müssen natürlich nicht fasten. Fasten dürfen selbstverständlich nur Rheumaleidende, die ansonsten guter Gesundheit sind.

Personen, die etwa auch zuckerkrank sind oder irgendein ernsthaftes Leiden haben, dürfen auf keinen Fall fasten.

Überprüfen der Nahrung

»Ein Hektogramm Vorsorge ist gleich
viel wert wie ein Pfund Medizin.«
ENGLISCHE REDENSART

Es ist sehr verständlich, dass, wenn man genesen ist und sich gut
fühlt, man die Neigung hat, all das, was man so lange entbehrt
hat, wieder zu essen. Man muss vor allem gut Acht geben, dass
man nicht wieder alles durcheinander isst, denn wenn man dann
aufs Neue Schmerzen bekommt, wird man nicht wissen, wodurch
diese hervorgerufen wurden. Man wird ab und zu wieder eine
Orange oder Tomate essen oder ein Glas Wein trinken dürfen.
Aber zunächst sollte man alles getrennt ausprobieren. Also keines-
falls verschiedene Sachen am gleichen Tag zu sich nehmen.

Ein gutes Beispiel für das Überprüfen der Nahrung findet man
in einem Brief, den ich von einer gewissen Frau S. A. aus Troisdorf
erhalten habe. Obwohl sie schon genesen ist, probiert sie die Nahrung wieder auf eine bemerkenswerte Weise aus.

Sie schreibt am 1. Mai 1988:
»Entschuldigen Sie, dass ich Sie so lange auf eine Antwort habe war-
ten lassen, aber ich war noch vollauf dabei, mich zu kontrollieren. Ich
möchte gerne ohne Schmerzen bleiben. Zu den Silvesterfeiern habe ich
mich ein wenig gehen lassen und die Folgen können Sie wohl erraten.
Ich habe als Test drei Wochen nacheinander jeden Tag Schweinefleisch
gegessen, ohne Schmerzen zu bekommen. Ich esse es noch regelmäßig.
Auch esse ich jeden Tag etwas Süßes, ein Stückchen Schokolade oder

eine Nascherei, ebenfalls ohne Schmerzen zu bekommen. Getrocknete
Pflaumen und ›Golden Delicious‹-Äpfel esse ich oft, Birnen ab und
zu, auch ohne Probleme. Trauben habe ich nach Monaten diese Wo-
che wieder einmal versucht, ohne Probleme. Bananen habe ich diese
Woche, ebenfalls nach einigen Wochen, probiert. Es geht zwar besser,
aber nach ein paar Tagen nagt wieder der Schmerz. Ich werde jetzt
danach suchen, was ich im Laufe des Tages esse, was nicht mit Bana-
nen zusammen verträglich ist. Tomaten esse ich nicht. Wein, zumal
roter, Orangen und Pampelmusensaft, die zu sauer sind, bereiten mir
Schmerzen. Zitrusfrüchte und Vitamin C habe ich den ganzen Win-
ter nicht genommen. Kaffee trinke ich nicht. Morgens esse ich Roggen-
brot, aber abends Weißbrot. Was Sommerobst betrifft, muss ich noch
abwarten, aber ich werde bestimmt vorsichtig sein, und zwar noch
ganz lange Zeit. Ich bin jetzt ohne Schmerzen und möchte gerne so
bleiben. Ich danke Ihnen von Herzen für Ihren Rat.«

Den ersten Brief über ihre Heilung kann man unter den anderen
Zeugnissen finden.

Wie man im Brief lesen kann, hat diese Frau auch Probleme mit
Bananen. Obwohl sie nicht sauer schmecken, enthalten sie dennoch ziemlich viele Säuren. Dagegen hat sie keine Probleme mit
Äpfeln, Trauben und getrockneten Pflaumen. Es ist also doch von
Bedeutung, dass man auf diese Weise die Nahrung ausprobiert,
um völlig ohne Schmerzen zu sein, denn sonst hat es keinen Sinn.
Um dies zu erreichen, muss man selbstverständlich die Diät so
intensiv wie möglich anwenden, und dies funktioniert nur dann,
wenn man so viel wie möglich an sauren Nahrungsmitteln weg-
lässt. Sollte das nicht helfen, dann müssen wir auch das gesamte
nichtsaure Obst, die Rohkost und alle anderen Überflüssigkeiten
weglassen. So schaltet man größtenteils alle möglichen Übeltäter
aus und dies ist die beste Weise, um so schnell wie möglich Ergebnisse zu bekommen.

Obwohl Rohkost als sehr gesund gilt, darf ein Rheumaleidender damit doch nicht übertreiben. So bin ich einmal lange mit

Schmerzen in der linken Leistengegend herumgelaufen. Glücklicherweise habe ich die Ursache wieder in der Nahrung gefunden. Da die Salaternte in meinem Küchengarten ein Erfolg war, hatte ich wochenlang täglich Salat zum Brot gegessen. Als ich dann den Salat als Ursache der Schmerzen in Verdacht hatte und ihn ab diesem Zeitpunkt natürlich wegließ, blieb der Schmerz von selber aus. Alles hat eine Ursache und man muss versuchen, sie selbst zu finden, denn mit Pillen löst man das Problem nicht. Hätte ich gegen Leistenschmerzen nicht wieder die Nahrung in Verdacht gehabt, dann wäre ich deswegen vielleicht zum Arzt gegangen. Der würde die Ursache auf keinen Fall in der Nahrung gesucht und mir natürlich den Salat nicht verboten haben. Die meisten Ärzte glauben nicht daran, sie haben es freilich auch nicht gelernt. Ich finde dennoch, dass dies das Erste sein müsste, nach dem der Arzt zu fragen hätte, denn die meisten Leiden und Krankheiten rühren von der Nahrung her.

Leute, etwa mit immer wiederkehrender Bronchitis, könnten ihr Leiden ausschalten, indem sie weniger fette Suppen, weniger Käse und Schweinefleisch und im Allgemeinen weniger Fett essen.

Bei Sinusitis könnte man die Ursache finden, wenn man Fleischpastete, Schokolade und Käse ausschalten würde. Kindern könnten Bronchitis und Ohrenentzündung erspart werden, wenn man ihnen weniger Milchprodukte geben würde. Vor allem Quark ist bei Ohrenentzündungen der große Schuldige. Ich habe dies bei meinen Kindern erfahren und jetzt können wir es auch an unseren Enkeln beobachten. Kinder mögen Quark und essen leicht zu viel davon, aber er ist viel zu konzentriert. Man muss sehen, welche Mengen Milch er enthält. Kindern, die oft krank sind, gibt man besser keine Schokolade, Eier, Pommes frites und Käse, also nichts, was schlecht für die Leber ist. Dies gilt auch für Migräneleidende.

So sieht man, dass nicht nur Rheuma durch die Nahrung verursacht wird. Leider verhalten sich die Ärzte, mit seltenen Ausnahmen, gegenüber dieser Hypothese ablehnend. Wer wirklich genesen will, muss Vertrauen in die Diät haben, denn erst dann wird man sie gut durchführen wollen und können. So kenne ich eine Dame, die so vom Rheuma geplagt ist, dass sie sich nur mit viel Mühe bewegen kann. Sie hat mich auch nach der Diät gefragt. Als ich sie nach einer ganzen Zeit kontaktierte, war ich verwundert, dass keine Besserung eingetreten war. Ich bekam im Laufe des Gesprächs schnell heraus, woher das rührte. Sie erzählte mir, es sei schade um den Rhabarber, der reichlich in ihrem Garten vertreten war. Und deshalb habe sie ihn doch gegessen. Sie behauptete, keine Probleme davon bekommen zu haben.

Mit so einer Einstellung wird man wohl nie genesen. Wie kann man wissen, ob man Probleme mit dem Rhabarber bekommt, wenn man doch schon so viele Schmerzen hat? Ein bisschen Schmerzen mehr oder weniger wird man schwierig abwägen können und im Falle jener Frau wird sie in dieser Weise von ihren aufgespeicherten Säuren nie loskommen. Wenn man so agiert, ist das ein Zeichen, dass man nicht wirklich an die Diät glaubt. Sie wird dann auch nicht helfen. Ich frage mich, ob eine solche Person wohl genesen will?

Obwohl ich ein Verfechter von Kräutern gegen Leiden bin, muss ein Rheumaleidender doch aufpassen, denn Kräuter sind nicht immer so unschädlich, wie man wohl meinen dürfte. So kenne ich eine Dame aus Mariakerke, deren Brief, mit einem Zeugnis von leichter Besserung, in diesem Buch abgedruckt worden ist. Nach ein paar Monaten beklagte sie sich darüber, dass es ihr doch nicht viel besser gehe, obwohl sie doch strikt die Diät anwende. Nachdem ich sie darauf aufmerksam gemacht hatte, dass auch der Brennnesseltee, den sie noch täglich trank, eine Ursache ihrer bestehenden Schmerzen sein könnte, hat sie ihn von dem Tag an weggelassen. Eine Woche später konnte sie mir überglücklich am Telefon erzählen, dass sie schon nach einigen Tagen völlig von ihren Schmerzen befreit war. So sieht man, dass gegen Rheuma wirklich kein Kraut gewachsen ist. Die meisten Kräuter enthalten viel Lohsäure. Brennnessel enthalten dazu noch Ameisensäure und sind bestimmt nicht gegen Rheuma geeignet.

Ich weiß, dass es schwierig ist, auf alles gleich zu verzichten. Die meisten Leute ändern nicht gern das gewohnte Nahrungsmuster. Sobald sie vernehmen, dass sie daran etwas ändern müssen, geben sie schon nach. Aber es ist wirklich die einzige Weise, um rheumatische Schmerzen auf eine natürliche und verantwortliche Art zu verlieren.

Leute, die diese Säuberungsdiät anwenden wollen, aber sie zu streng finden, können auch eine Kombination der beiden Diäten befolgen. Sie können auch die Säuberungsdiät als Basis nehmen und dazu ein wenig Fleisch und auch etwas süßes Obst essen. So wird es für viele Leute etwas reizvoller und sie werden die Diät auch länger durchhalten können. Rheumaleidende, die auch noch mit anderen Leiden zu kämpfen haben, werden auch dagegen die Säuberungsdiät anwenden können.

Suchen der Ursache

»Was für manche Nahrung ist,
kann für andere starkes Gift sein.«
LUCRETIUS

Um die Ursache des Schmerzes zu finden, muss man darauf achten, in welchen Frequenzen der Schmerz auftritt. Wenn er alle Tage gleich ist, kommt er wahrscheinlich von etwas, was man täglich isst oder trinkt. Verschlimmert sich der Schmerz ab und zu oder treten Schmerzen nur vereinzelt auf, dann kommt er von etwas, was man ab und zu isst oder trinkt. Wenn Rheumaschmerzen schlimmer werden, denken die meisten Rheumaleidenden, dass die Witterungsverhältnisse ihnen einen Streich spielen. Das Wetter ist jedoch in dieser Sache von keiner Bedeutung. In unserem Klima ist freilich meistens schlechtes Wetter, sodass es selbstverständlich ist, dass - wenn einmal mehr Schmerzen auftreten - die meisten Menschen meinen, dass die Kälte die Ursache sei. Niemand denkt natürlich daran, dass in den meisten Fällen die Nahrung die Ursache ist. Wenn der Schmerz sich verschlimmert, sucht man den Grund also besser in der Nahrung statt im kalten oder feuchten Wetter. Das bedeutet natürlich nicht, dass ein Rheumaleidender sich nicht vor Kälte und Feuchtigkeit schützen muss.

Die Übeltäter wird man rascher entdecken, wenn man folgende Tabelle ausfüllt. Mittels eines kleinen Kreuzes deutet man an, wie oft man saure oder verdächtige Nahrungsmittel verwendet. So erhält man eine gute Übersicht von alldem, was man täglich isst oder trinkt und sauer schmeckt. Dasjenige, was man täglich und wöchentlich isst oder trinkt, wird natürlich am zweifelhaftesten sein und kommt als Erstes in Betracht, aus der Nahrung weggelassen zu werden.

Dieser Tabelle können Sie nötigenfalls selbst noch »verdächtige« Speisen oder Getränke hinzufügen.

Kontrolltabelle					
	nie	selten	monatlich	wöchentlich	täglich
Rhabarber					
Tomate					
Wein					
Buttermilch					
Joghurt					
Kefir					
Quark					
Molkosan					
Essig					
Orange					
Zitrone					
Ananas					
Kiwi					
Pampelmuse					
Vitamin B*					
Vitamin C*					

*synthetisch

Sobald man davon überzeugt ist, dass eines oder mehrere der in der Tabelle vorkommenden Nahrungsmittel Ursache des Schmerzes gewesen ist/sind, ist es selbstverständlich, dass man die Täter aus der Nahrung entfernen muss.

44

Den Schaden ersetzen

*»Die Natur kennt weder Belohnungen
noch Strafen, nur Folgen.«*
ROBERT GREEN INGERSOLL

Die Karotten und Löwenzahnblätter, die in der Säuberungsdiät ein-
zunehmen sind, stellen – bei mäßiger Anwendung – einen Segen
für Magen und Leber dar. Dies gilt vor allem für Leute, die von
den vielen Rheumamedikamenten einen kranken Magen abbe-
kommen haben. Die Karotten und Löwenzahnblätter helfen, die
Nahrung zu verdauen, und sorgen vor allem für eine gute Funkti-
on der Leber. Menschen, die glückliche Besitzer eines Gartens sind,
werden wohl leicht Löwenzahnblätter finden. Für die anderen ist
es etwas schwieriger. Sie müssten versuchen, sie doch einmal pro
Woche irgendwoher zu besorgen. Wenn sie gespült worden sind
und wenn man sie in einen gläsernen Pokal gibt, kann man sie
eine Woche im Kühlschrank aufbewahren. Man muss aber darauf
achten, sie nicht dort zu pflücken, wo viele Autos fahren, denn
dann besteht die Gefahr einer Bleivergiftung. Auch vor Unkraut-
vertilgern muss man sich schützen.

Abgesehen von Karotten, Roter Rübe und Löwenzahnblättern,
muss ein Rheumaleidender so viel wie möglich Rohkost vermeiden. Also alles Gemüse so viel wie möglich geschmort oder ge-
kocht essen.

Ein weiteres Wundermittel für den Magen und vor allem für
die Nerven ist die tägliche Anwendung gekeimten Weizens, der
ein billiger Brunnen natürlicher Vitamine ist, u.a. der Vitamine B

und E. Gekeimter Weizen enthält auch viele Enzyme, die man braucht, um die Nahrung zu verarbeiten. Er ist lebende Nahrung und das kann man nicht von der modernen Industrie-Nahrung sagen, in der durch Raffinierung und Zufügung chemischer Mittel die meisten Bestandteile vernichtet worden sind.

Weizen kann man selber keimen lassen. Dazu braucht man Weizen - am besten biologisch angebauten -, Wasser und einen Teller. In Reformläden kann man sich einen Keimapparat anschaffen, aber mit einem normalen Teller gelingt es auch. Man benötigt aber schon drei Teller, weil die ganze Prozedur zwei bis drei Tage dauert, ehe der Weizen fertig zum Benutzen ist, und man jeden Tag eine frische Portion zubereiten muss. Dafür ist ein Keimturm natürlich praktischer, da die Keimschalen aufeinandergestapelt werden. Ein solcher Apparat ist nicht größer als eine Kaffeemaschine.

Keimtechnik

Nehmen Sie jeden Tag drei Suppenlöffel Weizen und spülen Sie ihn. Weichen Sie ihn nachher auf einem Teller oder in einer Keimschale während eines Tages und einer Nacht ein. Wer einen Keimturm besitzt, setzt den Weizen also in der untersten Schale unter Wasser und füllt jeden Tag eine neue Schale in der gleichen Weise wie die erste. Wer mit Tellern vorgeht, füllt in gleicher Weise jeden Tag einen frischen Teller.

Nach einem Tag und einer Nacht einweichen unter einem Deckel gießt man das Wasser ab und gibt den Weizen weiter ohne Wasser unter einen durchscheinenden Deckel. Man muss den Weizen aber jeden Tag spülen, allerdings weiter ohne Wasser stehen lassen, bis die Keime ausschlagen. Nach zwei bis drei Tagen - die Keime werden dann ein bis vier Millimeter groß sein - ist der Weizen fertig.

Am besten wendet man den gekeimten Weizen gerade vor und während der Mahlzeiten an, und zwar nimmt man dreimal pro Tag einen Suppenlöffel. Man muss also jeden Tag eine frische Portion zubereiten, um nicht plötzlich ohne Weizen zu sein. Wer ein

Keimgerät besitzt, füllt also jeden Tag eine frische Schale. Wenn die unterste leer ist, fängt man aufs Neue an. So hat man jeden Tag frisch gekeimten Weizen.

Gekeimter Weizen ist eine Wohltat für nervöse Leute und hierzu gehören viele Rheumaleidende.

Keine Angst vor Vitaminmangel

»Man muss essen, um zu leben;
nicht leben, um zu essen.«

SOKRATES

Ich kann sehr gut verstehen, dass es Leute geben wird, die sich hinsichtlich der Vitamine Sorgen machen. Mit der säurearmen Diät müssen sie viele Nahrungsmittel, in denen vor allem Vitamin C vorkommt, weglassen. Ich kann ihnen aber versichern, dass sie mit der nämlichen Diät noch ausreichend Vitamine bekommen. Unter der Bedingung, dass sie vollwertige und gesunde Nahrung zu sich nehmen. Das heißt, lieber frisches Gemüse als Büchsen- oder Gefriergemüse und grobes oder Vollkornbrot statt Weißbrot essen. Auch Kartoffeln enthalten Vitamin C. Wenn man noch ein wenig süßes Obst hinzunimmt, wird man an keinem Vitaminmangel leiden. Das ist völlig ausgeschlossen, wenn man noch gekeimten Weizen der Diät beifügt. Ein Rheumaleidender muss also bestimmt keine synthetischen Vitamine als Ergänzung zur Diät nehmen. Ist er sich doch nicht ganz sicher, dann kann ich ihm einen natürlichen Vitaminbrunnen anraten. Es kostet wohl ein wenig mehr Mühe als das Schlucken einer Vitaminpille, aber es ist bestimmt gleich gut und sicherlich gesünder. Dieses Wunder ist gekeimte Alfalfa (Luzerne-Samen, im Diätladen erhältlich). Dafür kauft man sich am besten ein Keimgerät.

Um Alfalfa keimen zu lassen, verfährt man in gleicher Weise wie beim Weizen, nur lässt man die Keime ein wenig länger wachsen: etwa drei bis vier Zentimeter. Täglich feucht halten.

Vor der Anwendung spülen und einige Augenblicke im Wasser stehen lassen, sodass die leeren Samen sinken können. Die Keime selber bleiben oben schwimmen. Die Samen, die dann noch zwischen den Keimen haften bleiben, darf man ruhig aufessen. Sie sehen dann wie etwa eine Kresse aus und man kann sie als Salat zum Brot essen, zusammen mit dem gekeimten Weizen oder den geraspelten Karotten. Alfalfa enthält neben Eiweiß auch wertvolle Minerale wie Phosphor, Eisen, Silizium, Kalk und Vitamin A, einige Vitamine aus der B-Gruppe und Vitamin C. Ein Glas gekeimte Alfalfasamen enthält gleich viel Vitamin C wie 12 Gläser Orangensaft, ohne dass man dabei die schädlichen Säuren hat.

Sowohl gekeimte Alfalfa als auch gekeimter Weizen arbeiten enzymatisch - Minerale und Vitamine fügen sich zu organischen Komplexen -, sodass eine regenerierende Tätigkeit im Organismus zum Zug kommt und die Toxine eliminiert werden. Als Obst darf man nur das süße Obst mäßig essen, wie Birnen, süße Äpfel, Bananen, Melonen und nur süßes Sommerobst, aber recht mäßig.

Wer oben stehende Ratschläge befolgt, wird bestimmt an keinem Vitaminmangel leiden.

Leute, die wegen der Entfernung des überflüssigen, sauren Obstes einen weniger guten Stuhlgang bekommen würden, tun gut daran, täglich ein wenig Leinsamen zu essen.

Einiges über Selenium*

Ein Manko durch Unmäßigkeit
oder Unmäßigkeit durch ein Manko.

»Fast alle Leute sterben an ihrem Heilmittel
und nicht an ihrer Krankheit.«

MOLIÈRE

Wie ich schon früher erörterte, wird man, sobald man sich gut fühlt, geneigt sein, wieder allerlei Verdächtiges zu essen. Daran ist nichts auszusetzen, solange man die Säure nicht wieder aufspeichert. Ein gutes Mittel, um gegen Säuren weniger empfindlich zu sein, ist mineralisches Selenium. Ich muss jedoch betonen, dass man am besten zuerst völlig von Schmerzen frei ist, ehe man mit Selenium anfängt. Wenn man anfangen würde, ehe es einem besser geht, gibt es eine große Chance, dass man auf das Selenium zu intensiv reagiert, sodass die Schmerzen noch wachsen. Der Grund, weshalb ein Rheumaleidender so schlecht Säuren verarbeiten kann, könnte der Tatsache zuzuschreiben sein, dass er dem Körper zu wenig Selenium mit der Nahrung zuführt. Selenium ist ein Mineral, das für die Verarbeitung des Vitamins C verantwortlich ist, welches vor allem in sauren Nahrungsmitteln vorkommt.

Selenium kann auch gut das Vitamin C verarbeiten, wenn es mit Vitamin E in Verbindung kommt. Also muss Selenium immer mit Vitamin E kombiniert werden. Es versteht sich also, dass, wenn Selenium und Vitamin E in der Nahrung fehlen, das überflüssige Vitamin C, das so reichlich in der Nahrung vorkommt,

im Deutschen: Selen

nicht verarbeitet werden kann, und dass diese Säuren dann Rheuma verursachen können.

Ich habe es übrigens diesen Sommer am eigenen Leibe erfahren. Ich hatte zu viel frisches Obst verspeist und durch meine Anlage zu Rheuma bekam ich Schmerzen im Nacken. Auch weil ich es unterlassen hatte, Lebertran zu nehmen. Dies sah ich als gute Gelegenheit, einen Versuch mit Selenium zu machen. Ich habe während eines Monats 2-mal pro Tag eine Tablette reines Selenium von 50 Mikrogramm zu mir genommen, zusammen mit einem Löffel Weizenkeimöl. Ich habe Weizenkeimöl angewendet, weil es viel Vitamin E enthält und Selenium damit eine Verbindung eingehen muss, um das Vitamin C verarbeiten zu können. Nach 14 Tagen konnte ich schon ein Resultat spüren. Die ersten Zeichen der Besserung bemerkte ich am ehesten morgens beim Aufstehen, wenn ich nach dem Wecker schauen wollte. Vorher hatte ich das nicht ohne Schmerzen im Nacken machen können. Nach 14 Tagen Selenium und Weizenkeimöl fiel mir auf, dass ich morgens nach dem Wecker schauen konnte, ohne Schmerzen im Nacken zu haben.

So besserte es sich dann allmählich. Nach einem Monat war ich, und das bin ich bis heute noch, ohne Schmerzen und ich hoffe, es auch zu bleiben.

Das Selenium ist auch verarbeitet mit Vitamin E zu bekommen, aber dann ist es in einer anorganischen Form. Und Selenium sollte, allem Anschein nach, am besten mit Vitaminen organischer Herkunft funktionieren. In der Nahrung kommt Selenium vor allem in Vollkornprodukten, Fisch und Bierhefe vor. Der hohe Gehalt an Selenium im Fisch könnte erklären, weshalb die Eskimos kein Rheuma haben. Selenium befindet sich normalerweise im Boden und kommt so in unsere Nahrung. Es gibt aber Gegenden, in denen sehr wenig Selenium im Boden enthalten ist, wie in Großbritannien, und diese sind wegen ihrer vielen Rheumaleidenden bekannt. Gescheite Leute könnten logischerweise meinen, dass, wenn sie ein wenig mehr Selenium nehmen würden, sie dann auch mehr Vitamin C enthaltende Nahrungsmittel anwenden dürften. Nichts ist weniger wahr, denn für Selenium gilt auch hier wieder: »Üb' Maß in allen Dingen«, denn durch ein Zuviel an Selenium bekommt man eine Vergiftung. Also nie mehr als 100 Mikrogramm pro Tag anwenden und das Vitamin E nicht vergessen. Es gibt auch Selenium mit A, C, E, aber das darf ein Rheumaleidender bestimmt nicht essen, wegen des Vitamins C. Jetzt könnte der Leser natürlich bemerken, dass ich mir widerspreche, da ich jetzt ein Manko erwähne, während ich vorher schrieb, dass es in der Konsumgesellschaft keine Mankos gibt. Wie merkwürdig und paradox es auch klingen mag, es handelt sich hier nicht um ein Manko, wie es in den Entwicklungsländern auftritt, sondern um ein Manko durch Überfluss. Ein Zuviel an Vitamin C aus den sauren Nahrungsmitteln, die wir in einem zu großen Maß anwenden, resultiert in einem Manko an Selenium. Die nötigen Stoffe kommen also nicht ausgewogen in unserer Nahrung vor und man darf daher von einem Manko durch Überfluss oder einem Überfluss durch ein Manko sprechen.

Man muss selbstverständlich mit einem Supplement an Selenium doch noch saure Nahrungsmittel vermeiden, denn sonst kann das Selenium das Vitamin C nicht bewältigen.

Wer mehr über Selenium wissen will, dem kann ich das Buch von Alan Lewis anraten: »The Essential trace Element you might not be getting enough of.«*

Ich muss den Leser aber darauf aufmerksam machen, dass Selenium die Leiden verschlimmern kann. Laut Alan Lewis wäre das eine normale Erscheinung. Selber habe ich es auch an jemandem beobachtet. Im Allgemeinen sollte es bei schweren Rheumaleiden und bei Leuten, die schon lange Rheuma haben, doch 4 bis 6 Wochen dauern, ehe man mit Selenium Ergebnisse erzielt. Um dies zu vermeiden, würde ich ihnen denn auch raten, zunächst nur mit der Diät anzufangen, so wird man in einem viel kürzeren Zeitraum schon Besserung erfahren. Wenn man dann keine Schmerzen mehr hat, wäre es gut, das Selenium als Vorsichtsmaßnahme

* Selen, Fakten über ein lebenswichtiges Mineral,
Verlag Semmelweis Institut

anzuwenden, um in Zukunft das Vitamin C besser verarbeiten zu können.

Wer aber rasch eine Besserung erzielen will, darf das Selenium bestimmt nicht am Anfang der Diät anwenden, denn so könnte man eine falsche Vorstellung von der Wirksamkeit der Diät bekommen. Das Selenium dient also eigentlich nur dazu, weniger empfindlich für die Säuren zu werden, sobald man genesen ist. Wer aber Lebertran benutzt, wird kein Selenium brauchen.

Rheumaleidende erzählen ...

»Beklagen Sie sich nicht über das, dem Sie nicht abhelfen können, sondern versuchen Sie dem, was Ihnen Klagen macht, abzuhelfen.«

WILLIAM SHAKESPEARE

Hier veröffentliche ich einige Absätze aus den mehr als 2000 Briefen der Rheumaleidenden, die mich um die Diät baten. Die meisten unter ihnen haben jahrelang Medikamente genommen, ohne Ergebnis.

Eine Dame:
»Dass Ihre Diät mir Genesung bringen wird, wäre vielleicht zu viel gefordert. Wenn ich nur ein wenig Linderung und weniger Schmerzen durch Ihre Diät hätte, würde ich schon sehr froh sein.«

Jemand aus Ieper:
»Ich lasse mich schon Jahre behandeln, mit Massagen usw., aber geheilt werde ich nicht. Es sind vor allem Rücken- und Hüftschmerzen. Ich bin 54 Jahre alt.«

Eine Dame aus Destelbergen:
»Ich habe ab und zu ziemlich starke Rückenschmerzen auf der Höhe des Beckens, in einem Maß, dass ich mich manchmal nur sehr schwer vornüber neigen kann. Nachdem ich Ihren Aufsatz gelesen habe, bin ich zur Schlussfolgerung gekommen, dass diese Schmerzen jedes Mal, nachdem ich Spinat gegessen habe, wiederkamen.«

Jemand aus Beveren:

»Ich habe schon 15 Jahre Rheuma, schon allerlei versucht, außer Kortison oder Goldspritzen! Da ich erst 49 Jahre alt bin, habe ich mich noch nicht dazu entschlossen. Ich hatte schon einmal Akupunktur, versuche jetzt wieder Kräuter, aber es hilft alles so wenig. Deshalb möchte ich Ihre Diät gerne versuchen.«

Jemand aus Aarschot:

»Seit geraumer Zeit habe ich Gelenksrheumatismus. Ich bin 39 Jahre alt und will alles versuchen, um zu verhindern, dass es sich verschlimmern wird.«

Eine Dame aus Bellem:

»Ich komme zu Ihnen um Rat. Ich habe laut meinem Arzt Arthrose und Rheuma. Ich bin 68 Jahre alt, aber mit Heilmitteln ist bisher noch keine Besserung eingetreten.«

Ein Herr aus Diest:

»Ich habe mich 1985 am Rücken operieren lassen und seitdem habe ich viele Probleme mit Rückenschmerzen im unteren Bereich, zumal bei Witterungswechseln. Laut Arzt ist es Rheuma und ich werde also damit leben müssen. Ich schlucke noch immer Pillen. Aber das ist nicht alles, jetzt habe ich auch noch Arthrose im Hals bekommen, mit der Folge, dass ich oft eine kalte Hand habe. Ich habe auch noch Schmerzen in den Gelenken, vor allem an den Knien und Ellenbogen.«

Eine Person aus Ingooigem:

»Weil auch ich an Rheuma und Arthrose leide, wäre ich sehr froh, wenn mir geholfen würde. Zumal der Nacken und die Rückenwirbel wie auch die rechte Hüfte davon ergriffen sind, was sehr schmerzhaft ist.«

Ein Herr aus Ekeren:

»Ich habe schon einige Jahre mit einer schweren, chronischen, rheumatischen Arthritis zu leben, bin erst 36 Jahre alt und war schon etliche Male im Krankenstand. Die Schmerzen und die Starrheit habe ich im ganzen Körper, aber am schlimmsten im Nacken, in den Schultern, im Becken und in den Knien. Meine Finger sind an beiden Händen ganz geschwollen und Kraft habe ich im ganzen Körper nicht mehr. Ich habe schon viele Methoden versucht. Momentan gerade auch Homöopathie, Schmerzlinderer und Pillen von einem Spezialisten, aber die Resultate sind negativ.«

Jemand aus Merelbeke:

»Ich habe in einem Büchlein gelesen, dass Sie mir eine Rheumadiät besorgen können, um von jenen schrecklichen Schmerzen loszukommen. Die ärgsten Schmerzen sind im Rücken, in den Schultern, Puls und Füßen, die voller Knoten sind, auf denen ich nur sehr schwer gehen oder stehen kann, lokalisiert.«

Eine Frau aus Nazareth:

»Die Rheumadiät wird sehr von meiner Schwiegermutter geschätzt werden, denn sie ist schon 20 Jahre Rheumapatientin und kann dank schwerer Medikation gerade noch auf dem Boden stehen bleiben.«

Eine Dame aus Heverlee:

»Erst jetzt weiß ich, was Rheuma ist. Es hat im Nacken angefangen, dort ist es bereits wieder weg, dafür gehe ich jetzt wieder hinkend herum. Ich suche deswegen keinen Arzt auf, denn obwohl ich erst 52 Jahre alt bin, sagt er, es sei eine Alterserscheinung.«

Eine Dame aus Kruishoutem:

»Mein Mann leidet schon Jahre an hartnäckiger Arthrose und schlimmem Rheuma. Wir haben schon vielerlei versucht, aber bisher hat nichts geholfen.«

Eine Frau:
»*Ich habe Polyarthritis und Psoriasis und muss regelmäßig Medikamente nehmen, um noch ein erträgliches Leben führen zu können. Wenn ich irgendetwas über Rheuma lese, versuche ich es, aber bisher hat noch nichts geholfen.*«

Eine Dame aus Gent:
»*Ich leide schon 8 Jahre an Rheuma, zuerst im rechten, dann im linken Bein und im Rücken. Ich bekomme Einspritzungen, aber bisher hat sich nichts gebessert.*«

Eine Frau aus Deurne schreibt über ihre Mutter:
»*Manchmal sind ihre Finger steif vom Rheuma und manchmal muss sie nach einem langen Spaziergang (denn sie soll Bewegung machen) den ganzen Tag im Bett bleiben, weil sie sich kaum rühren kann, denn der ganze Körper schmerzt sie.*«

Eine Dame aus Vosselare:
»*Ich bin 31 Jahre alt, Rheumapatientin und habe furchtbar viele Probleme mit nahezu allen Gelenken. Ich habe mich schon auf alle möglichen Weisen behandeln lassen. Durch eine dieser Behandlungen, Goldeinspritzungen, musste ich im Krankenhaus aufgenommen werden wegen einer enormen Senkung der weißen Blutzellen. Nach verschiedenen Faschungen kam man zu der Schlussfolgerung, dass ich am besten keine Medikamente mehr nehmen sollte, wegen der negativen Reaktionen darauf.*«

Eine Frau aus Deurne:
»*Auch ich habe viele Probleme mit Rheuma. Es passiert mir, dass ich nachts bis zu dreimal aufstehen muss, weil ich es vor Schmerzen nicht mehr aushalten kann. Medikamente sind mir zuwider, deshalb möchte ich Sie um die Rheumadiät bitten.*«

Jemand schreibt:

»Ich gehe schon sechs Jahre jeden Monat zu Einspritzungen mit Prokain, aber statt Besserung zu erfahren, verschlimmern sich die Schmerzen. Ich hoffe, werte Frau, dass die Diät Ihrer Erfahrung mir ein wenig helfen kann. Ich empfinde überall Schmerzen, vom Kopf bis zu den Füßen. Ich bin 53 Jahre alt.«

Eine Frau aus Kapellen:

»Ich habe viele Probleme mit schmerzenden Hand- und Fußgelenken wie auch mit Knien und Füßen. Rheumaprüfungen sind negativ und Medikamente helfen auch nicht. Mit meinen 43 Jahren finde ich es noch zu früh, um die Hände in den Schoß zu legen.«

Eine Dame aus Lanaken:

»Haben Sie bitte die Güte, mir Ihre säurefreie Diät zu schicken. Ich leide schon 7 Jahre an rheumatoider Arthritis. Vielleicht kann sie auch mir helfen.«

Eine Dame aus Laarne:

»Da mein Mann im Moment starke Schmerzen als Folge von Arthrose in den Halsgelenken hat, würde ich Ihnen sehr dankbar sein, wenn Sie mir die Rheumadiät schicken würden.«

Eine Frau aus Oostende:

»Dem, was Sie in ›Dag allemaal‹ schreiben, muss ich schon glauben, denn nach dem Essen von Tomaten und Rhabarber bekomme ich einen Rheumaanfall.«

Eine Dame aus Houthalen:

»Gerne möchte ich Ihre Rheumadiät erhalten, da ich schon 17 Jahre Rheumapatientin bin.«

Eine Dame aus Bocholt:
»Ich leide schon 20 Jahre an Rheuma und sitze schon zwei Jahre in einem Rollstuhl. Ich bin 43 Jahre alt und würde noch alles machen, um nur laufen zu können.«

Eine Dame aus Mariakerke:
»Ich habe schon drei Einspritzungen in die Schulter bekommen. Auch zwanzig Schlammbäder und Übungen und alles ohne Erfolg.«

Eine Dame aus Kalken:
»Seit 12 Jahren schlage ich mich mit schlimmen Schmerzen im Rücken herum. Ich bin 59 Jahre alt. Ich kann nicht beschreiben, wie ich gelitten habe. So sehr, dass ich zwei Jahre lang kaum noch laufen konnte. Morgens und nachts steif. Es ist, als ob ein Stock im Rücken sitzt.«

Eine Frau aus Oost-Eeklo:
»Ich bin jetzt 48 Jahre alt und habe, als ich 20 Jahre alt war, Gelenksrheumatismus gehabt und empfinde noch immer Rheumaschmerzen, vor allem im Rücken und in den Hüften. Seit einem Monat habe ich auch sehr schmerzende Füße.«

Eine Person aus Herent:
»Ich bin schon an einer Hernia im Rücken operiert worden, aber jetzt habe ich große Schmerzen in den Händen und lasse vieles aus den Händen fallen. Nachts kann ich vor Schmerzen nicht mehr schlafen.«

Ein Herr aus Poperingen:
»Ich habe Schmerzen am Rücken, an den Knöcheln, Knien und in der Pulsgegend. Der Arzt sagt, dass mein Rücken abgenutzt ist und die Schmerzen im Bereich des Pulses vom Nacken herrühren.«

Eine Person aus Buggenhout:
»Ich habe Rheuma, Arthritis über den ganzen Körper, aber wohl am meisten in den Schultern und Ellenbogen, Händen und Füßen. Ich habe schon alles versucht, aber ohne großes Resultat. Im Moment nehme ich nichts anderes als Naturprodukte, und zwar schon sechs Monate, aber auch ohne Besserung.«

Eine Dame:
»Ich habe schon viele Jahre heftige Rückenschmerzen. Dazu ist jetzt auch das linke Knie gekommen. Schon zwei Jahre bekomme ich dafür Massagen und Schlammbäder, um die Schmerzen zu lindern, denn ich gehe mühsam.«

Eine Person aus Burcht:
»Ich leide an Gelenksrheuma und vor 2 Jahren habe ich dadurch meine Arbeit verloren. Ich bin 52 Jahre alt und leide schon 8 Jahre an dieser Krankheit. Ich hatte schon verschiedene Therapien, wie Homöopathie, Akupunktur und Handauflegung. Jetzt bin ich schon wieder zwei Jahre beim Rheumatologen, aber anstatt sich zu verbessern, verschlimmert es sich noch.«

Eine Dame aus Aalst:
»Ich habe viele Rückenbeschwerden, auch im Hals, in den Händen und im Knie, und ich habe bereits entdeckt, dass, wenn ich Tomaten esse oder eine bestimmte Nahrung zu mir nehme, ich mehr Probleme bekomme. Ich habe einen Sohn von 11 Jahren, der auch Schmerzen im Rücken und Hals hat. Wenn ich Schmerzlinderer nehme, habe ich Probleme mit Magen, Darm oder Nieren, und davor habe ich Angst, weil ich schon zweimal Nierensteine hatte.«

Eine Frau aus Luik:
»Ich bin 65 Jahre alt und leide besonders an Arthrose. Aber wie ich es verstehe, mache ich gerade das Falsche (glaube ich), denn ich nehme täglich den Saft zweier Orangen, einer Zitrone und einer Pampelmu-

se zu mir. Ich esse auch besonders gerne Tomaten und jetzt sehe ich ein, dass all das falsch ist.«

Eine Dame aus Mortsel:
»Ich bin eine Frau von 60 Jahren und leide laut meiner Ärzte schon mehrere Jahre an Rheuma. Ich habe heftige Schmerzen im Rücken wie auch Verdickungen in den ersten Gelenken der Finger an den Nägeln. Ich bekomme Pillen, um den Schmerz zu lindern. Wenn der Schmerz zu heftig ist, bekomme ich Einspritzungen.«

Eine Dame aus Adegem:
»Gerne möchte ich eine Rheumadiät erhalten. Vielleicht kann sie meiner Mutter, die 84 Jahre alt ist und Rheuma und Arthrose hat, Linderung bringen.«

Eine Dame aus Zwijndrecht:
»Wir haben eine Tochter von fast 6 Jahren, die seit ihrem 2. Geburtstag an chronischem Gelenksrheuma leidet. Sie wurde seitdem auf verschiedene Arten behandelt. Homöopathische Heilkunde hat ihr bisher am besten geholfen. Doch kommen die Rheumaschmerzen immer wieder.«

Rheumaleidende reagieren

»Man weiß viel mehr über die Sterne als über Rheumatik.«
Henry S. Haskins

Es folgen Briefe von Leuten, die durch die Diät wesentliche Besserung bis völlige Genesung erlangt haben.

Bei den meisten werden nur die Initialen und die Gemeinde genannt. Der vollständige Name und die ganze Adresse werden nur bei Personen, die dazu ausdrücklich die Genehmigung gegeben haben, abgedruckt.

Manche Briefe sind mit einem vorangehenden Brief, in dem der Schreiber um die Diät bittet und mehr Aufklärung über seine Krankheit gibt, verbunden. So kann der Leser sich eine gute Vorstellung der früheren Lage des Patienten bilden. Briefe, die dafür in Betracht kamen, wurden in der ursprünglichen Form abgedruckt. Die Briefe, die hinsichtlich Stil, Länge oder Inhalt weniger für vollständige Publikationen geeignet waren, wurden in gekürzter Form wiedergegeben.

Herr F. A. aus Zaventem schreibt am 11. Mai 1987:
»Ich möchte Ihnen zunächst besonders für die Diät, die Sie mir mitsamt aller Erläuterung geschickt haben, danken. Nun, ich habe mit ihr angefangen, gemäß Ihrer Diät gegessen und tatsächlich hat sie mir viel geholfen, und zwar bereits die erste Diät. Ich muss sagen, dass ab diesem Zeitpunkt die Schmerzen im Rücken stark vermindert waren. So, liebe Frau Van Belle, nochmals Danke für Ihren Rat, den ich noch besser befolgen und anderen, in der Hoffnung auf Besserung und rasche Heilung, weitergeben werde.

Frau Z. A. aus Evergem schreibt im Sommer 1987:

»Schon vor fast einem Monat habe ich die Diät erhalten. Zunächst und vor allem kann ich Ihnen nicht ausreichend danken und wenn ich Ihnen mit irgendetwas Freude machen kann, lassen Sie es mich wissen. Ich habe die Diät Nr. 1 befolgt und fühlte mich als ganz anderer Mensch, denn ich kam fast nicht mehr aus dem Haus. Nach 14 Tagen fühlte ich mich schon viel besser, denn ich war mit der Krankenversorgung schon auf Reisen und fühlte mich ganz gut. Vollständig gesunden kann ich nicht mehr, denn ich muss mein Alter von 75 Jahren berücksichtigen, aber ich habe schon viel mehr Mut in allem dank Ihnen. Viele Grüße und nochmals danke.«

Bei einem persönlichen Treffen nach einigen Monaten erzählte Frau Z. A., dass sie inzwischen ganz genesen sei.

Herr G. B. aus Lebbeke schreibt im Sommer 1987:

»Ich habe Ihre Diät bekommen und es geht mir durch sie schon wesentlich besser. Nur der Rücken schmerzt mich noch beim Spazierengehen. Herzlichen Dank für die Diät.«

Frau O. B. S. aus Ninove schreibt im Sommer 1987:

»Ich möchte Ihnen zunächst danken für die Rheumaformulare, die ich von Ihnen erhalten habe. Es geht mir schon gut. Ich habe nicht mehr solche Schmerzen. Ich werde später noch einmal von mir hören lassen. Nochmals herzlichen Dank für die Mühe, die Sie sich für mich gemacht haben.«

Frau O. S. M. aus Melsen-Merelbeke schreibt am 1. Sept. 1987:

»Hier noch ein kleiner Brief. Sie wissen, dass ich Rheumaleidende bin, doch momentan geht es mir ziemlich gut. Ich erledige jetzt alle Arbeiten ohne Mühe und wenn das so andauern wird, bin ich zufrieden. Ich esse also nichts Saures mehr. Ich nehme nur noch wenige Medikamente und am wichtigsten ist wohl, dass meine Konstitution viel besser ist und ich nicht mehr so starke Schmerzen habe. Wenn sich mein Zustand weiter verbessert, werde ich Sie darüber verständigen.«

Frau O. B. R. aus Ledeberg schreibt am 17. August 1987:

»Darf ich Sie um die Diät bitten, weil Sie es den Lesern des ›Zondagsblad‹ anbieten. Ich habe starke Schmerzen in den Gichtknöcheln, der großen Zehe und in den Schulterblättern. Ich versichere Ihnen, dass ich Sie darüber informieren werde, wie es um mich mit der Diät steht. Wir danken Ihnen für Ihre Freundlichkeit, einem anderen zu helfen.«

Frau O. B. R. schreibt am 3. Oktober 1987:

»Ich muss Ihnen noch einmal für Ihre große Liebe zu den Leuten danken. Ich habe alles, was Sie mir geraten haben, gemacht und kann Ihnen dafür nicht genug danken. Allmählich werden auch die Schmerzen in der Schulter besser. Auch in den großen Zehen und die Beulen gehen weg, denn die waren ganz rot. Es war Arthrose und Gicht. Auch die Hüfte ist besser. Ich bin auch von 81 kg auf 78 kg abgemagert, in etwa einem Monat. Meine Energie hat auch zugenommen. Ich fühle mich in bester Form, wie nie bevor. Vielleicht bin ich einmal in der Lage, Ihnen persönlich zu danken.«

Frau C. A. aus Eksaarde schreibt am 16. August 1987:

»Ich möchte gerne Ihre Diät, die Sie im »Zondagsblad« vorgestellt haben, bestellen. Ich bin wie viele kränklich. Mit den Medikamenten des Spezialisten haben die Rücken- und Beinschmerzen noch zugenommen. Ich bin mager, habe manchmal Magen- und Bauchschmerzen und Verdauungsprobleme. Auch schlafe ich schlecht.«

Frau C. A. schreibt am 16. November 1987:

»Ich bin Ihnen viel Dank schuldig, für die Briefe über die Rheumadiät. Ich habe sie inzwischen schon weitergegeben. Was ich alles in all jenen Jahren gelitten habe; mein Magen und die Därme mussten dafür bezahlen. Ich war so niedergeschlagen. Die Hüft- und Rückenschmerzen sind völlig verschwunden. Ich fühle mich jetzt dank Ihnen so viel besser.«

Herr Vandenbulcke Roger, Meulenbekenstr. 23, in Roeselare schrieb am 28. September 1987:

»Da meine Frau viel über Schmerzen in den Knien und Schenkeln klagt, möchte sie gerne den Versuch mit der täglichen Einnahme eines Suppenlöffels Lebertran während sechs Wochen machen. Könnten Sie bitte die Güte haben, uns das dazugehörende Nahrungsregime zu schicken? Im Voraus Dank!«

Herr Vandenbulcke Roger schreibt am 21. November 1987:

»Wie ich im vorigen Brief erwähnt habe, hatte meine Frau nach zwei Hüftoperationen, jetzt drei Jahre her, große Schmerzen in den Knien und den Schenkeln. Allerlei Injektionen oder Medikamente halfen ihr nur in geringem Maße. Meine Frau hat nach Erhalt Ihrer Diät (seit dem 29. September 1987) mit der Diät Nr. 1 angefangen, plus einem Suppenlöffel Lebertran pro Tag und das Resultat ist zu unserer großen Freude wirklich verblüffend. Hatte sie früher beim Sitzen im Wohnzimmer Knieschützer gegen die Kälte und noch eine Decke über die Beine geschlagen, so kann sie jetzt all das weglassen, und zwar nach etwa vier Wochen. Außerdem hatte sie immer Probleme mit kalten Füßen, vor allem am linken Fuß. Jetzt ist das völlig verschwunden. Sie muss sogar ihren Gehstock nicht mehr verwenden und kann an meinem Arm schon kleine Strecken von etwa 15 Minuten und mehr zurücklegen, wo sie früher nach zwei- bis dreihundert Metern wegen ihrer Schmerzen am Ende ihrer Kräfte war. Das Wetter hat auch weniger Einfluss, u.a. Nebel, Wind oder Feuchtigkeit. Freunde und Familie sind wirklich erstaunt über die Metamorphose. Jetzt wird meine Frau also weiter einen Löffel Lebertran pro Woche einnehmen. Für diese Besserung danken wir Ihnen von Herzen.«

Herr Vandenbulcke Roger ließ am Februar 1988 per Anruf wissen, dass seine Frau inzwischen völlig genesen ist.

Frau S. M. aus Gent schreibt am 23. November 1987:

»Wie versprochen, mein Zeugnis der Wirksamkeit Ihrer Rheumadiät. Ich hatte 2 Jahre lang Arthritis und wurde dafür jede vierte Woche mit Steroiden gespritzt, aber jedes Mal fing das Leiden nach der dritten

Woche wieder an. Ich bekam von Frau Van Belle die Rheumadiät und nach einer Woche verzeichnete ich schon eine Besserung. Ich hoffe, Ihnen hiermit einen Dienst erwiesen zu haben, und grüße Sie höflichst und dankbar.«

Frau S. A. aus Troisdorf (Deutschland) schreibt am 7. Dezember 1987:
»Darf ich Ihnen zuerst und vor allem für das Rheumadiätrezept danken. Ich bin froh, Ihnen diese Neuigkeit melden zu können. Ich fange an zu glauben, dass diese Diät die richtige ist. Ich befolge die Diät Nr. 1 seit Mitte September und schon seit Allerheiligen bin ich ohne Schmerzen. Obwohl ich doch mehr als 20 Jahre mit Schmerzen, immer um das Steißbein und in den Schenkeln, herumgelaufen bin. Man lernt mit ihnen zwar zu leben, aber in letzter Zeit hatte ich noch dazu eine Art Entzündung. Ich werde die Diät noch lange befolgen und suche dann allmählich, wovon ich die meisten Schmerzen bekomme. Bananen, Wein und Kaffee sind schon bekannte Täter. Nochmals von Herzen Dank.«

Frau V. J. aus Gent schreibt am 30. April 1987:
»Ich habe Ihr Schreiben vom 29. März 1987 über Rheumadiät erhalten, dafür herzlichen Dank. Ich befolge Ihren guten Rat und fühle schon eine leichte Besserung. So mache ich weiter und hoffe, zu Ergebnissen zu kommen. Ich halte Sie über meinen Fall im Klaren und nochmals herzlichen Dank.«
Frau V. J. aus Gent schreibt am 7. Dezember 1987:
»Die Hände schmerzen nicht mehr und sind durch Diät Nr. 1 und den Lebertran geheilt worden. Ich bin wieder obenauf und habe wieder Mut. Ich würde jedem, der Rheuma oder Arthrose hat, anraten, eine Kur zu machen. Herzlichen Dank für Ihren guten Rat.«

Frau J. R. schreibt am 16. Dezember 1987:
»Nur erst seit einigen Monaten befolge ich Ihre Rheumadiät Nr. 1 und obwohl ich noch nicht ganz geheilt bin, möchte ich Sie hiermit die Er-

gebnisse wissen lassen. Bisher habe ich eine leichte Besserung. Es geht nicht so schnell, den Körper von den giftigen Säuren, die sich jahrelang aufgespeichert haben, zu befreien. Doch bin ich sehr zufrieden. Indozid brauche ich nur noch teilweise. Ich weiß jetzt, dass meine Nahrung falsch war (Orangen, Vitamin C, Joghurt, Buttermilch, Quark). Ich habe wieder Hoffnung, dass ich gesunden werde, und wenn es so weit ist, verständige ich Sie selbstverständlich. Vielen Dank.«

Frau G. D. L. aus St. Nikiaas schreibt am 17. August 1987:

»Gestern war ich bei meiner Schwägerin zu Besuch und ich las Ihren Artikel über Rheuma im ›Zondagsblad‹. Gerne hätte ich die Diät bestellt, sodass ich sie auch einmal versuchen kann. Ich bin 47 Jahre alt, aber durch Arthrose und Rheuma in den Gelenken bin ich jetzt arbeitsuntauglich.

Ich habe einen Rheumatologen schon gefragt, ob eine Diät vielleicht helfen könnte, aber die Antwort war: ›Wissenschaftlich ist nichts bewiesen worden, deshalb halte ich mich davon fern.‹ Wenn es doch Leute gibt, denen durch sie geholfen werden konnte, dann lohnt sich ja die Mühe, es zu versuchen. Ich danke Ihnen, dass Sie sich um Rheumaleidende kümmern.«

Im Dezember 1987 schreibt Frau G. D. L.:

»Zunächst möchte ich Ihnen ein friedvolles Weihnachten und ein glückliches Neujahr wünschen. Zusammen mit diesen Wünschen will ich Ihnen auch herzlich für die Diät danken. Am 1. September habe ich mit ihr angefangen und ich habe tatsächlich viel weniger Schmerzen. Der Schaden, den es am Nacken, an der Wirbelsäule und an den Füßen schon gab, kann natürlich nicht mehr wiedergutgemacht werden, aber vor vier Monaten war der Schmerz unerträglich und jetzt ist er viel weniger geworden. Ich fahre mit der Diät fort. Glücklicherweise hatten Sie im Brief geschrieben, dass die Schmerzen ein wenig stärker werden können, was wirklich der Fall war. Ich bin tatsächlich krank davon gewesen, während etwa vierzehn Tagen. Ich esse jetzt nichts mehr, was Sie als schlecht beschrieben haben und habe alle Produkte, die Sie verordneten, im Diätladen gekauft.

Frau Van Belle, ich mache jetzt bestimmt weiter mit der Diät. Wenn eine Besserung eintritt, lasse ich es Sie wissen. Nochmals herzlichen Dank, weil Sie mir geholfen haben.«

Frau M. L.V. B. aus Oudenaarde schreibt am 9. Dez. 1987:
»Mein Zustand hat sich durch die Rheumadiät Nr. 1 sehr gebessert. Ich halte durch und habe die Diät auch an meine Schwester weitergegeben, die auch ganz begeistert ist. In diesen zwei Monaten sind wir beide viel gesünder geworden. Wir hatten beide Probleme mit Rückenschmerzen. Ich muss Ihnen auch im Namen meiner Schwester für die gute Diät danken.«

Frau V. W. A. aus Grimbergen schreibt am 13. Dezember 1987:
»Ich habe die Rheumadiät ab August befolgt, denn ich hatte Probleme mit Schmerzen in den Rippen und im Bein. Ich habe mit dem Trinken von Buttermilch, Joghurt usw. aufgehört. Sechs Wochen lang habe ich Lebertran genommen und bestimmt meinen Vorteil daraus gezogen. Schon vier Monate lang nehme ich keine Medikamente mehr. Mit der Nahrung fahre ich fort.«

Frau M. N. aus Gent schreibt im Sommer 1987:
»Ich bin 49 Jahre alt und ein schwerer Rheumapatient seit meinem 16. Lebensjahr. Vieles habe ich während dieser schmerzvollen Jahre schon versucht. Nur wenig hat anscheinend geholfen. Ich werde Ihnen die lange Liste von Behandlungen ersparen; mein Brief wäre ein Buch. Frau Van Belle, Sie reden von Ihrer Mutter, die Ihnen bestimmt sehr am Herzen liegt; dann verstehen Sie sicher das Elend und den Verdruss, die mit Rheumaschmerzen zusammenhängen. Besonders das Nicht-mehr-bewältigen-Können der Haushaltsarbeiten mit drei großen Kindern usw. Wenn es regnet oder nebelig ist, werden die Schmerzen ganz schlimm. Doch möchte ich die Diät versuchen, denn Ärzte können nur an Pillen, die den Körper noch mehr vergiften, denken. Ich habe die schwerste Form vom Rheuma: rheumatoide Arthritis. Gerne möchte ich die Diät bestellen.«

Frau M. N. schreibt im Jänner 1988:

»Hier ein Wörtchen von mir. Sie haben so viel Sympathie gezeigt und mich sogar besucht, also möchte ich einiges über die Rheuma-diät schreiben. Ich mache die makrobiotische Diät Nr. 2 und mir geht es verhältnismäßig gut. Aber ich will aufrichtig Ihnen gegenüber sein: Ich finde es schwierig, auf Frischgetränke zu verzichten. Und doch weiß ich, wie wichtig das ist, um ein gutes Resultat zu erhalten. Nichts ist umsonst, nicht? Auch wenn ich irgendwo zu Besuch bin, ist es nicht angenehm, alles zu verweigern, aber die Leute müssen es ja verstehen, es ist meiner Gesundheit wegen. Ich verspreche Ihnen, mein Bestes zu tun und Sie zu benachrichtigen.«

Frau L. V. aus Waregem schreibt am 5. Jänner 1988:

»Ich kann Ihnen nicht sofort mündlich danken, deshalb schätze ich es, meine Erkenntlichkeit schriftlich äußern zu dürfen. Für mich ist es unbestritten, dass ich meine Genesung ihren ausgezeichneten Rat-schlägen verdanke. Ich hoffe, dass mein wohlmeinendes Dankeswort Ihnen viel Vergnügen bereiten wird und dass Sie sich zeitweise eine dankbare Person ins Gedächtnis rufen. Möge mein Dankeswort eine Unterstützung sein, um ihre geschätzte Arbeit weiterzuführen.«

Frau Minjau Jeanine, Potteiberg 142 in Kortrijk-Marke, schreibt am 2. Februar 1988:

»Diese Notiz, um Ihnen mitzuteilen, dass die Diät, die Sie mir ge-schickt haben, mir viel geholfen hat. Vor allem mit den Knien und Hüften hatte ich Probleme. Ich habe Ihre Diät Nr. 1 sechs Wochen befolgt und der Schmerz ist in der Tat völlig verschwunden. Hierfür meinen herzlichen Dank.«

Frau Depraetere M. aus Moeskroen ruft mich im Mai 1987 an:

»Sie war durch Rheuma nicht mehr in der Lage, Haushaltsarbeiten zu erledigen und durch die makrobiotische Diät hat sich ihr Zustand nach fünf Wochen derart verbessert, dass sie wieder den Haushalt ma-chen kann.«

Frau Depraetere M. schreibt am 17. März 1988:

»Das Regime, das Sie mir geraten haben, habe ich präzise gemacht. Alles ist wesentlich besser, aber völlig geheilt bin ich noch nicht.«

Frau V. E. P. aus Emblem schreibt am 17. März 1988:

»Ich schreibe mit guter Laune und Fröhlichkeit. Ich habe Ihre Diät nun schon eine Weile versucht und gute Resultate bekommen. Ich bin völlig frei von Einspritzungen und Medikamenten. Sofort habe ich die strengste Diät unter ärztlicher Überwachung gemacht. Früher hatte ich immer Schmerzen in den Knien, Armen, im Rücken und Kopf. Jetzt führe ich ein ganz anderes Leben, fühle mich in besserer Form und gesünder, kann auch die Haushaltsarbeit besser erledigen. Es gibt verschiedenen Rheumapatienten, die mich um die Diät baten. Sie ist so vorteilhaft und es gibt noch so viele Leute, die sie nicht kennen. Ich hoffe, dass Sie bald Ihr Buch schreiben. Auch das Büchlein der Lima hat seinen Vorteil und man kann alles mit ihm machen. Noch die freundlichsten Grüße und herzlichen Dank für Ihre Hilfe.«

Frau M. M. V. L. aus Damme schreibt am 6. Jänner 1988:

»Gerne möchte ich die Rheumadiät bestellen. Ich habe nämlich viele Probleme mit Schmerzen in den Beinen und habe auch Aufnahmen von den Adern und Arterien machen lassen, aber es ist an ihnen nichts zu sehen. Nur bleibt das schmutzige Blut zu lange in den Adern stehen und wenn ich Tomaten und Rhabarber esse, habe ich noch mehr Probleme. Deshalb möchte ich die Diät versuchen, aber meine Frage an Sie ist, ob ich dann kein Fleisch mehr essen darf und was ich stattdessen essen muss, um nicht matt zu werden. Darf ich auch Tee aus »Hirtentäschelkraut« dabei anwenden, denn die Hände und Füße sind immer so kalt? Ich bin 36 Jahre alt. Herzlichen Dank im Voraus.«

Frau M. M. V. L. schreibt am 29. Juni 1988:

»Herzlichen Dank, mir ist mit der Diät viel geholfen worden. Ich hatte nämlich Probleme mit schmerzenden Beinen. Wenn ich im Bett lag, und auch abends, wenn ich ruhig im Sessel saß, konnte ich die

Beine nicht ruhen lassen. Nachts dreimal aufstehen, um die Beine mit kaltem Wasser zu duschen, war keine Ausnahme. Jetzt kann ich ganze Nächte schlafen und fühle mich viel besser und ausgeruht. Ich hatte schon Aufnahmen der Beine machen lassen (nämlich der Adern), nachdem Stützstrümpfe mir keine Hilfe mehr bieten konnten. Aber niemand konnte mir helfen, weder der Hausarzt noch der Spezialist. Diese rieten mir, mit Rheuma zu leben zu versuchen, aber wenn man nachts nicht schlafen kann und tagsüber den Haushalt von vier Personen machen muss, ist das leichter gesagt als getan. Bügeln und Gemüse spülen ist nicht leicht, wenn man dabei sitzt. Wenn man dazu die Beine noch höher als das Herz heben soll, um einen besseren Blutkreislauf zu haben, ist es völlig unmöglich. Wenn ich alles, was der Arzt mir riet, machte, würde ich nachts noch immer nicht schlafen können. Ich las dann Ihre Nachricht im »Zondagsblad«, worauf ich Ihnen geschrieben habe. Sie dürfen mein Zeugnis in Ihr Buch aufnehmen, denn ich hoffe und bin davon überzeugt, dass Sie noch vielen Menschen helfen können. Herzlichen Dank und noch viel Erfolg.«

Frau V. H. D. B. aus Zwijnaarde schreibt am 2. Februar 1988:
»Da meine Freunde erfahren haben, dass Sie eine Diät gegen Rheuma herausgeben und dass jene Frau sehr gute Resultate mit ihr erzielt hat, möchte auch ich Sie um die Diät bitten, weil mein Mann zu viel Urinsäure hat und Rheumaleidender ist. Gerne möchten wir die Diät machen und Sie über die Ergebnisse benachrichtigen. Da Sie, unseren Freunden nach, ein Buch herausgeben wollen, wünschen wir Ihnen viel Erfolg.«

Frau V. H. D. B. schreibt am 1. Juli 1988:
»Endlich benachrichtige ich Sie über meine Erfahrung mit der säurefreien Diät. Mein Mann, der ein Zuviel an Urinsäure und Schmerzen in den Gelenken hat, befolgt die Diät, bei der das Glas lauen Wassers gute Ergebnisse zeigt. Ferner keine sauren Früchte und Gemüse, vor allem kein Joghurt mehr, das er täglich trank. Dadurch sind die Schmerzen und auch die Urinsäure im Blut völlig verschwunden. Unser Hausarzt hat meinem Mann auch wie Sie geraten, 1,5 Liter

sauberes Wasser zu trinken. Dies macht mein Mann noch immer, wo-
durch er 3 kg abmagerte. Wir sind schon so an die säurefreie Diät
gewöhnt, dass wir sie als normales Essen betrachten, und mein Mann
fühlt sich recht gut damit. Wir danken Ihnen deshalb auch für die
guten Tipps und wünschen Ihnen beim Herausgeben des Buches viel
Glück.«

Frau D. Hondt Clementine, Tramstraat 24, aus Grimbergen schreibt
am 8. August 1988:
»Ich bin sehr glücklich, dass ich Ihnen schreiben kann, dass die Diät
mir viel geholfen hat. Früher konnte ich nur sehr schwer gehen. Vor
allem mit den Knien hatte ich Probleme, und zwar seit 15 Jahren.
Ich habe die säurefreie Diät gemacht und nach vier Wochen hatte ich
schon eine leichte Besserung zu verzeichnen und so hat es sich laufend
verbessert. Medikamente brauche ich nicht mehr. Ich muss Ihnen für
den guten Rat danken.«

Frau C. C. aus Wondelgem/Gent schreibt am 8. August 1988:
»Seit vielen Jahren leide ich an rheumatoider Arthritis. Ich habe jäm-
merliche Schmerzen gelitten, zahllose Ärzte zu Rate gezogen, ihre
Medikation befolgt und jetzt sitze ich fast dreizehn Jahre in einem
Rollstuhl. Oft habe ich die Wahl: vor Schmerzen krepieren oder
Schmerzlinderer nehmen, mit den üblichen Nebeneffekten. Erfah-
rungsgemäß habe ich feststellen können, dass die größte Misere von
dem, was ich esse oder trinke, herrührt, also eine Folge des Stoffwech-
sels ist. Wie kann ich sonst erklären, dass ich nach einem Jahrmarkts-
essen und nach dem Essen von Erdbeeren, Tomaten usw. am nächs-
ten Tag mehr Schmerzen in den Gelenken habe? Ich war immer ein
großer Obstesser. Mein Garten ist ein Paradies mit allerlei Arten von
Früchten im Überfluss. Wenn Frühling war, aß ich jeden Tag eine
große Portion Obst; Erdbeeren, Johannis- und Aalbeere, Stachel- und
Himbeere, Kirschen, Pfirsiche, Pflaumen, Äpfel, Birnen …; im Win-
ter wurden es dann Orangen und sonstige Zitrusgewächse. Seit ich die
empfohlenen Diäten der Frau Van Belle kennen gelernt habe, habe

ich jene Gewohnheiten aufgegeben. Ich mache also die säurefreie Diät und es geht mir tatsächlich schon besser. Ich habe weniger Schmerzen und das heißt, ich kann mich besser bewegen. Ich hoffe nur, dass ich es durchhalte! ›Der Geist ist willig, aber das Fleisch ist schwach‹ und ich mag Obst so sehr!«

Herr O. G. J. aus Brüssel schreibt am 7. Oktober 1988:
»Zunächst und vor allem möchten wir Ihnen für den guten Rat danken. Das Remedium hat die Frau sofort befolgt, und zwar mit gutem Erfolg. Schon seit Silvester war sie mit dem Rücken, den Hüften und den Oberschenkeln kränklich. Man kann sagen, dass sich ihr Zustand nach fünf bis sechs Wochen Diät mindestens sechzig bis achtzig Prozent verbessert hat, was wohl ein sehr gutes Ergebnis ist, vor allem in so kurzer Zeit. Dank Ihrer Diät, die Sie uns so freundlich gegeben haben, für die wir nochmals von Herzen danken.«

Frau L. H. P. aus Lotenhulle schreibt am 20. August 1988:
»Ich habe über Ihre Rheumadiät etwas gelesen und möchte sie gerne bestellen. Ich bin 48 Jahre alt und habe nie zuvor Rheuma gehabt. Jetzt habe ich von den Hüften bis zu den Füßen Schmerzen. Ich habe zwar nicht immer Schmerzen, aber sie sind manchmal sehr stark. Ich möchte von diesen Schmerzen erlöst sein. Wenn sie mir helfen könnten, wäre ich Ihnen sehr dankbar. Ich esse jetzt alles, aber bitte sagen Sie mir, was ich nicht mehr essen darf. Ich habe schon damit angefangen, keine Tomaten, Orangen und Schokolade mehr zu essen. Ich trinke auch keinen Kaffee mehr. Ich hoffe, schon bald neue Nachrichten zu erhalten.«
Frau L. H. P. schreibt am 14. Oktober 1988:
»Ich bin Ihnen für die Diät sehr dankbar. Alle Schmerzen sind weg. Ich bin wieder in Ordnung. Vielen Dank und freundliche Grüße.«

Frau V. D. D. M. aus Aalst schreibt am 4. November 1988:
»Ich schreibe Ihnen eine Karte, um Ihnen zu danken, denn ich fühle mich schon viel besser. Ich hatte aber eine Reaktion, denn eines Abends

wurde mir so kalt, dass ich am ganzen Leib zitterte und nicht mehr stehen konnte. Nachts habe ich wohl achtmal pinkeln müssen und morgens war mir viel besser. Ich danke Ihnen für das, was Sie für mich gemacht haben.«

Herr D. D. aus Gentbrugge schreibt am 24. November 1988:
»Mit Freude schreibe ich Ihnen, dass das rechte Knie vom Rheuma geheilt worden ist durch das Regime, das Sie mir schickten. Der Schmerz in beiden Händen ist bis zu 50 Prozent verschwunden, aber dem ist wohl nicht mehr abzuhelfen, denn ich werde schon 40 Jahre von diesen Schmerzen gequält. Ich muss Ihnen herzlich danken für die Mühe, die Sie sich machen, um Leuten bei der Heilung ihres Rheumaleidens zu helfen.«

Frau S. C. aus Leuven schreibt am 24. November 1988:
»Ich muss Ihnen erzählen, dass es mir gut geht. Ich habe alles gut befolgt und keine Rückenschmerzen mehr. Ich werde wohl eine ganze Zeit alles, was sauer und süß ist, weglassen. Was ich noch nehme, ist Lebertran. Sie haben mir sehr geholfen und ich bin Ihnen sehr dankbar.«

Frau R. W. D. V. aus Destelbergen schreibt am 28. Nov. 1988:
»Herzlichen Dank für die Mühe und die Kosten, die Sie sich gemacht haben. Ich fühle leichte Besserung. Sie hören noch von mir.«

Frau V. D. S. A. aus Mariakerke schreibt am 19. Dez. 1988:
»Ich möchte Ihnen für den guten Rat, den Sie mir für meine Arthrose am 12.11.88 erteilt haben, danken. Ich kann schon eine leichte Besserung feststellen und habe auch eine Kur mit Lebertran 6 Wochen lang gemacht und auch alle Säuren weggelassen. Ich hatte schon Massagen und Kräuter, aber nichts half.«

Frau K. D. M. aus Sleidinge schreibt im Dezember 1988:
»Ich merke schon eine Besserung dadurch, dass ich anders esse. Vielen Dank.«

Frau V. T. M. aus Herselt schreibt am 7. Jänner 1989:
»Es geht mir ziemlich gut. Die Rheumadiät schaltet auf jeden Fall die Säure aus, obwohl doch wieder ein wenig Urinsäure im Blut festgestellt wurde in der letzten Untersuchung. Ich trinke doch noch so gerne eine Tasse Kaffee morgens, falsch von mir, nä! Beste Frau, nochmals vielen Dank.«

Frau V. D. H. - V. R. aus Nieuwkerken schreibt am 13. Jänner 1989:
»Ich mache schon 3 Monate die makrobiotische Diät, die Sie mir geschickt haben. Ich habe sie bisher so genau wie möglich befolgt und schon erfahren, dass ich viel weniger Schmerzen in den Gelenken und Muskeln habe. Nur mit den Armen und vor allem mit den Schultern habe ich noch viele Probleme, aber meistens, wenn ich ein wenig Arbeit erledigt habe, mit der ich ziemlich viel Mühe habe. Wenn ich mich dann einige Tage ruhiger verhalte, vermindern sich auch die Schmerzen. Letzten Endes bin ich zu der Schlussfolgerung gekommen, dass Ihre Diät mir mehr hilft als die Medikamente, die ich vom Arzt erhalten habe. Beste Frau, wie Sie sehen, haben Sie mir sehr geholfen mit der Diät, die ich in Zukunft weitermachen werde. Nochmals herzlichen Dank und ich hoffe, dass Sie für Ihre gute Arbeit positive Reaktionen bekommen.«

Herr H. A. aus Antwerpen schreibt am 15. Jänner 1988:
»Mit diesem Schreiben möchte ich Ihnen für die Diät danken. Ich mache sie nun 8 Wochen und habe schon gute Resultate erzielt. Genesen kann ich nicht, aber mit einer guten Besserung bin ich schon sehr zufrieden. Ich darf sagen, dass ich 50 % weniger Schmerzen habe. Ich habe auch die Lebertrankur 6 Wochen, zusammen mit der Diät, präzise befolgt. Ich esse, kurz gesagt, was ich darf. Ich mache die Diät weiter und hoffe über längere Zeit auf weitere Besserung, denn ich

habe schon 30 Jahre Hals- und Schulterarthrose. Vielen Dank für die Hilfe.«

Frau R. L. V. aus Kuurne schreibt im Jänner 1989:
»Hiermit möchte ich Ihnen für die Rheumadiät, die sie mir geschickt haben, danken. Ich habe schon eine ziemliche Besserung erfahren und hoffe auf weitere und dass noch vielen Leuten mit der Diät geholfen werden möge.«

Herr B. S. aus Amsterdam (Holland) schreibt am 23. Februar 1989:
»Freilich ziemlich spät, aber nicht weniger dankbar, schreibe ich Ihnen, nachdem Sie mir die Diät geschickt haben. Teilweise waren mir die Diäten schon bekannt, obwohl einige doch auch neu für mich waren. Ich tue mein Bestes, sie einzuhalten, aber vor allem Kaffee und Schweinefleisch sind die großen Verführer. Aber ich werde dann auch bestraft. Nochmals danke und freundliche Grüße.«

Frau R. D. K. aus Merelbeke schreibt am 2. März 1989:
»Ich habe auch viele Probleme mit Rheumaschmerzen. Meine Freundin hat Ihnen schon geschrieben und auch Antwort erhalten, deshalb wusste ich schon einiges. Wir aßen beide Zitrusgewächse, aber ich habe es bald ausprobiert und tatsächlich haben sich die Beine, die nachts so schmerzten, schon viel verbessert. Jetzt warte ich ab, was ich noch alles aufgeben muss.«

Frau D. B. R. aus Merksem schreibt am 7. März 1989:
»Im August 1988 habe ich die Unterlagen zur säurefreien Diät bekommen. Ich mache sie noch immer und das Rheuma ist schon viel besser. Ich nehme keine Pillen mehr. Ich habe auch die 6 Wochen mit Lebertran durchgeführt, im Winter natürlich, und wie Sie in Ihren Briefen erwähnten, wird alles tatsächlich biegsamer. Nur bin ich 5 Kilogramm schwerer geworden. Ich möchte Ihnen nochmals für den guten Rat danken, den ich schon weitergegeben habe.«

Frau C. R. aus Oudenaarde schreibt am 20. März 1989:

»Ich habe vor einigen Monaten eine Kopie der Rheumadiät erhalten. Sie war für eine gute Bekannte. Sie hat alles, was verordnet war, gemacht und war erstaunt, dass sie so gute Ergebnisse hatte. Sie ist jetzt im siebenten Himmel, denn sie hatte schon sechs Jahre einen Arzt und musste immer Pillen schlucken, aber es besserte sich nicht. Jetzt braucht sie keinen Arzt mehr. Der Arzt war erstaunt, als sie ihm sagte, dass sie keine Pillen mehr haben wollte, weil sie ihr nicht geholfen hatten, und dass sie sie künftighin für ihr Rheuma nicht mehr braucht. Mit vielem Dank von meiner Bekannten.«

Frau O. M. aus Oudenaarde schreibt am 19. März 1989:

»Ich danke Ihnen herzlich für den Brief. Ich mache die Diät Nr. 1 und fühle schon leichte Besserung und finde es der Mühe wert.«

Frau D. B. aus Zottegem schreibt am 4. April 1989:

»Endlich komme ich dazu, Ihnen einige Worte zu schreiben. Ich muss Ihnen aufrichtig für das gute Remedium, das sie mir geschickt haben, danken. Ich habe großen Nutzen davon und bin von meinen Schmerzen erlöst. Es waren in der Tat die Säuren, die eine große Rolle in den Gelenken spielten. Es war jedes Jahr im Sommer am schlimmsten, in der Zeit der Tomaten, Pfirsiche, Pflaumen, die ich in großen Mengen aß. Nachdem ich über die Säuren gelesen hatte, habe ich mehr auf sie geachtet und tatsächlich spürte ich schon Besserung. Unglaublich! Noch dazu habe ich dann jeden Tag einen Suppenlöffel Lebertran eingenommen. Das hat mir sehr wohlgetan, denn das Knarren in den Gelenken hat auch aufgehört. Jetzt esse ich wieder alles, aber mit Maßen und nicht jeden Tag. Wenn ich etwas fühle, kehre ich wieder zum vorigen Tag zurück und prüfe nach, was ich alles gegessen habe. So kann ich die Ursache finden. Auch trinke ich nicht kohlensäurehältiges Wasser, sodass ich regelmäßig zur Toilette gehe und mich aller unerwünschten Stoffe, die sich früher im Körper gespeichert haben, entledigen kann. So, beste Frau, das sind die Erfahrungen, die ich dank Ihnen habe feststellen können. Nochmals vielen Dank.«

Frau V. Y. aus Lauwe schreibt am 17. April 1989:

»Ich bin Ihnen für die säurefreie Diät sehr dankbar. Obwohl ich zweimal an den Knien operiert worden bin, hat sich mein Zustand jetzt enorm verbessert. Die Entzündungen lassen nach, wenn ich die sauren Nahrungsmittel vermeide, wodurch ein großer Teil der Schmerzen verschwindet. Ich habe versucht, aufs Neue saure Nahrungsmittel zu essen, wie Erdbeere und Brombeere, aber nachts wurde ich vor Schmerzen an den Knien und Hüften wach. Nicht so lange her, las ich im »Zondagsblad« Ihren Brief über das Nehmen von Selenium und Weizenkeimöl. Das habe ich eingekauft und sofort genommen, mit der Folge, dass die Reaktion auf saure Nahrung vermindert bis völlig verschwunden ist. So sehen Sie, dass sich mein Zustand sehr verbessert hat durch Ihren Rat. Ich möchte Ihnen nochmals danken. Ich habe die säurefreie Diät auch anderen gegeben.«

Herr Joris Julien, Kloosterstraat 72, aus Geraardsbergen, schreibt am 5. Oktober 1989:

»Ich, Unterzeichneter, Joris Julien, möchte letzten Endes über die Ergebnisse, die ich schon mit der Diät erzielt habe, schreiben. Es geht mir jetzt viel besser, ich bin geschmeidiger und kann mich besser bewegen. Am Anfang, als ich mit der Diät anfing, habe ich oft stärkere Schmerzen gehabt. Ich leide an der Bechterew'schen Krankheit und bin 39 Jahre alt. Als der Aufsatz darüber, wie man Rheuma heilen kann, im ›Het laatste Nieuws‹ (›Die letzten Nachrichten‹) erschien, habe ich nicht gezögert, Ihnen gleich zu schreiben. Ich möchte Ihnen daher danken und werde Sie weiter benachrichtigen, wenn es noch besser wird. Ich habe manchmal das Gefühl, dass es mir bald wieder wie früher gehen wird. So gut fühle ich mich. Es ist unglaublich und ich mache bestimmt mit der Diät weiter. Ich danke Ihnen nochmals, weil Sie mir diese Diät geschickt haben.«

Frau A. C. aus Gent schreibt am 11. Oktober 1989:

»Meinem Mann geht es gut. Er beendet jetzt seine Kur von 6 Wochen täglich Lebertran. Er nimmt den Lebertran jetzt aber noch 3-mal wö-

chentlich. Er meidet alles, was sauer ist, und der Zustand von Armen und Knien wird allmählich besser. Mit Dank und den besten Grüßen.«

Herr W. O. aus Deinze schreibt am 20. Oktober 1989:
»Ich habe Ihnen schon persönlich gedankt, aber jetzt möchte ich Ihnen besonders nochmals auf diesem Wege danken. Ich habe seit meinem 40. Lebensjahr Rheumaschmerzen und bin jetzt 46 Jahre alt. Ich habe schon zwei Spezialisten zu Rate gezogen, jedoch ohne Resultat, nur mit viel Medikation und Einspritzungen verbunden. Dann war ich beim Kräuterarzt. Ich konnte mich dann damit trösten, indem ich Kräuter anwendete, aber sie haben mir auch nicht geholfen. Auch ein anderer Kräuterarzt konnte nichts machen.

Bis ich dann Ihre Diät versucht habe, mit dem Ergebnis, dass sich schon nach acht Tagen viel verbessere, und zwar ohne Medikamente, ohne Kräuter. Ich habe mit der Diät Nr. 3 angefangen, danach habe ich auf die Diät Nr. 2 umgeschaltet, die ich jetzt schon 14 Tage mache. Morgens nehme ich einen Kaffeelöffel Lebertran mit ein wenig geraspelten Karotten. Ich esse wenig Fleisch und nichts Saures. Die Schmerzen sind zu 80 % verschwunden und ich fühle mich um 10 Jahre jünger. Die Muskeln sind wieder geschmeidig und ohne Schmerzen. Hinzu kommt, dass ich bereits um 4 kg abgemagert bin und das hat mir auch wohl getan. Ich beende jetzt mein Schreiben und rate jedem, die Diät zu versuchen, denn sie lohnt sich bestimmt. Nochmals von Herzen danke für die Auskünfte.«

Frau M. V. A. aus Zevergem schreibt am 23. Oktober 1989:
»Dadurch, dass ich alle Säuren weggelassen habe, wie Buttermilch, Tomaten, Zitronen, Orangen, Pampelmusen, saure Äpfel und Joghurt, bin ich von meinen Rheumaschmerzen befreit. Ich habe auch meiner Nichte empfohlen, das zu machen, und sie hat guten Erfolg.«

Frau V. D. S. aus Mariakerke, Tel. 092/265062, schreibt am 29. Oktober 1989:

»Zuerst möchte ich Ihnen für den guten Rat danken. Ich habe zunächst alle Säuren weggelassen, da ich schon Jahre Arthrose habe, bemerkte aber nur wenig Besserung. Ich bekam Entzündungen an den Händen. Ich fahre mit dem Wagen und konnte nicht in den Retourgang schalten; ich musste dann jedes Mal beide Hände anwenden, um fahren zu können. Das war ein großes Handikap. Dann kamen Sie einmal zu mir auf Besuch und ich erzählte, dass ich täglich Brennnesseltee mit Schwedenkräutern trank. Als Sie mir sagten, dass der Schmerz dadurch kommen könnte, konnte ich das fast nicht glauben, aber ich habe doch mit dem Tee aufgehört. Nach drei Tagen konnte ich normal mit dem Wagen fahren. Ich wusste nicht, dass Brennnesseln Säuren enthalten. Ich habe jetzt schon einen süßen Apfel und Bananen versucht. Mit guten Ergebnissen. Ich nehme jeden Tag einen Löffel Lebertran. Ich gehe auch jede Woche zum Schwimmen. Nochmals herzlichen Dank für den guten Rat.«

Frau D. D. aus Gent schreibt am 8. November 1989:

»Ich habe neulich Ihr Buch erhalten: ›Wie ich mich selber durch eine Diät vom Rheuma heilte‹. Ich habe sofort damit angefangen, meine Nahrung Ihren Ratschlägen so viel wie möglich anzupassen, und ich muss sagen, dass eine Besserung der Schmerzen, vor allem im rechten Knie, eingetreten ist. Ich danke Ihnen damit auch für den guten Rat. Ich versuche, alle Säuren aus der Nahrung auszuschließen, aber das geht nicht so leicht, denn schlechte Nahrungsgewohnheiten ändern ist nicht immer leicht.«

Herr W. D. K. aus Nevele schreibt am 2. Jänner 1990:

»Ich muss Ihnen sehr dankbar sein für die Ansicht, die Sie mir in Ihrem Brief mitgeteilt haben. Früher hatte ich Knoten auf den Fingern, aber die sind jetzt völlig verschwunden. Außerdem kann ich wie früher die Finger und Beine wieder bewegen. Ich fühle, wie ich wieder ganz auflebe. Am Anfang habe ich viele Schwierigkeiten gehabt.

Jedermann fand mich ein wenig lächerlich, weil ich manche Sachen ablehnte, aber jetzt wundern sie sich darüber, was ich alles wieder kann. Ich wollte und sollte nicht nachgeben und darauf bin ich jetzt stolz. Jetzt werde ich schließen, liebe Frau, mit vielem Dank für Sie und Ihren Rat.«

Frau L. V. aus Lauw-Tongeren schreibt am 20. Jänner 1990:
»Vor etwa zwei Jahren habe ich Sie kontaktiert, im Zusammenhang mit meiner Rheumaproblematik. Die Informationen, die ich darauf erhalten habe, haben mir sehr geholfen. Es war wirklich erstaunlich zu sehen, wie gut es mit der Diät vonstatten ging. Leider kann ich sie nicht lange durchhalten und habe schon mehrmals aufs Neue anfangen müssen. Aber sie hilft wirklich. Ich bin Ihnen deshalb auch aufrichtig dankbar, dass sie mir geholfen haben, das Leiden erträglich zu machen.«

Weitere Reaktionen

»Viele haben sich totgegessen,
aber wer mäßig isst, lebt umso länger.«

Jezus Sirach

Durch telefonische Kontakte mit Menschen, die mir mitteilten, dass sie geheilt oder ihr Zustand viel verbessert wurde, habe ich bemerkt, dass die meisten nicht so gerne Briefe schreiben. Viele haben einen Widerwillen gegen das Schreiben. Ein Anruf ist jedoch kein Beweis, den ich vorlegen kann. Für diese Leute habe ich dann ein Formular zu der Diät hinzugefügt, das sie ohne viel Mühe ausfüllen und mir nach der Genesung wiederschicken konnten. Im Anschluss folgen die Angaben in den von mir zugesandten Formularen. Ein ganz wenig abgeändertes Muster dieses Dokuments finden Sie am Ende dieses Kapitels.

Frau D'Hondt Clementine aus Grimbergen, Tramstr. 24, zeigt am 8. August 1988 an:
Rheuma seit 15 Jahren - Alter 76 Jahre - wendete einfache Medizinen an - keine einzige Medikation hat je geholfen - hatte Besserung mit der säurefreien Diät nach 4 Wochen und große Besserung nach 2 Monaten.
Sie ist davon überzeugt, dass die Schmerzen durch Tomaten, Buttermilch, Quark, Zitrone und Essig verursacht wurden.

Herr Van Cauwenberghe Richard aus Ninove, Krepelstraat, meldet am 25 September 1988:

Rheuma seit Jahren - Alter 48 Jahre - keine Medikation hat je geholfen - erzielte Besserung mit einer Kombinierung der beiden Diäten nach 3 Wochen und Zustand ist im Ganzen um vieles verbessert.

Er ist davon überzeugt, dass die Schmerzen durch Essig, Zitrone, Tomaten, Orangen und Äpfel verursacht wurden.

Frau A. N. D. aus Deurne meldet am 23. Oktober 1988:

Rheuma seit 3 Jahren - Alter 47 Jahre - wendete früher normale Medizinen an, aber keine einzige Medikation hat je geholfen - hatte Besserung mit der säurefreien Diät nach 2 Wochen und Zustand ist im Ganzen viel besser geworden.

Sie ist überzeugt davon, dass die Schmerzen durch Käse und Tomaten verursacht wurden.

Frau N. H. meldet am 24. Oktober 1988:

Rheuma seit 10 Jahren - Alter 58 Jahre - wendete früher Homöopathie und Kräuter an, aber keine einzige Medizin hat je geholfen - verzeichnete Besserung mit der säurefreien Diät nach 3 Wochen und ist nach 2 Monaten geheilt worden.

Sie ist davon überzeugt, dass die Schmerzen durch Tomaten verursacht wurden.

Frau V. G. aus Tessenderlo meldet am 16. November 1988:

Rheuma seit Jahren - Alter 78 Jahre - hat noch keine Medikation versucht - große Besserung nach 5 Monaten mit der säurefreien Diät.

Sie zweifelt nicht daran, dass die Schmerzen durch Tomaten, Orangen und Pampelmuse verursacht wurden.

Herr C. B. aus Deinze meldet am 10. März 1989:

Rheuma seit 5 Jahren - Alter 50 Jahre - wendete früher Homöopathie und Kräuter an, aber keine Medikation hat je geholfen - große Besserung nach 3 Monaten mit der säurefreien Diät.

Er ist davon überzeugt, dass die Schmerzen durch Wein, Tomaten und saures Obst verursacht wurden.

Frau V. Y. aus Lauwe meldet am 17. April 1989:
Rheuma seit Jahren - Alter 50 Jahre - wendete früher einfache Medizinen, Homöopathie und Kräuter an, aber nichts hat je genügend geholfen - hatte große Besserung durch eine Kombination der beiden Diäten nach 6 Monaten.

Sie ist davon überzeugt, dass ihre Schmerzen durch Vitamin C, Zitrusgewächse, Kefir, Joghurt, Tomaten, Erdbeeren, Brombeeren und das Trinken von mehr als zwei Tassen Kaffee pro Tag verursacht wurden.

Auf den nächsten zwei Seiten finden Sie das leicht geänderte Formular, das zusammen mit der Diät verschickt wurde.

Könnten Sie bitte dieses Formular nach Heilung ausfüllen
und zurückschicken:

Zeugnis der Genesung

Name: _____

Adresse: _____

Alter: _____

Wie lange haben Sie schon Probleme mit rheumatischen Schmerzen?

_____ Monate _____ Jahre

Haben Sie vor der Diät andere Mittel, um Ihre rheumatischen Schmerzen zu be-kämpfen, versucht?

O ja   O nein

Wenn ja, welche Mittel?

O normale Medikamente   O Homöopathie/Kräuter
O Kortisone   O Sonstige (präzise)

Hat eine Medikation je geholfen?

O ja   O nein

Nach wie viel Zeit erfuhren Sie eine Besserung mit der Diät?

_____ Wochen _____ Monate

Nach wie viel Zeit waren Sie völlig geheilt?

_____ Wochen _____ Monate

Welche Diät haben Sie gemacht?

O die säurearme Diät Nr. 1
O die Säuberungsdiät Nr. 2   O eine Kombination der beiden

Könnten Sie in der unten stehenden Tabelle ankreuzen, wie oft Sie saure Nahrungsmittel oder Getränke anwendeten?

	nie	selten	monatl.	wöchentl.	täglich
Rhabarber					
Tomate					
Wein					
Buttermilch					
Joghurt					
Kefir					
Quark					
Molkosan					
Essig					
Orange					
Zitrone					
Pampelmuse					
Ananas					
Kiwi					
Vitamin B*					
Vitamin C*					

synthetisch

Sind Sie davon überzeugt, dass eines oder mehrere der in der Tabelle vorkommenden Nahrungsmittel Ursache Ihrer Schmerzen waren?

O ja   O nein

Wenn ja, welche (präzise): _____

Dürfen diese Angaben in einem Buch publiziert werden?

O ja   O nein

Darf Ihr Name und Ihre vollständige Adresse erwähnt werden?

O ja   O nein

Dürfen nur Ihre Initialen erwähnt werden?

O ja   O nein

Datum   Unterschrift

Lieber gesunde Nahrung

*»Die Geringschätzung gegenüber der Natur
ist ein Irrtum des Geistes.«*

Vauvenargues

In der säurearmen Diät darf man eigentlich essen, wie man es gewohnt ist, aber man muss alles, was sauer schmeckt, vermeiden,
wenn man sich von Rheumaschmerzen befreien will. Wenn das
»Essen, so wie man es gewohnt ist« aber unausgeglichene Nahrung beinhaltet, wird man nebst Rheuma auch noch andere Leiden bekommen, denn ungesunde Nahrung lässt sich nicht mit
einer gesunden Konstitution vereinbaren. Wenn man gesund sein
oder werden will, dann tut man gut daran, die Nahrung so gesund
und ausgeglichen wie möglich zu halten. Ungesunde Nahrung
schwächt den Organismus. Und je schwächer die Konstitution,
umso weniger Minerale und Vitamine wird der Körper enthalten.

Es ist also von großer Wichtigkeit für die Gesundheit, ausge-
glichene und vollwertige Nahrung zu sich zu nehmen. Wenden
Sie stets Vollkornprodukte an, vermeiden Sie so viel wie möglich
Industrienahrung. Essen Sie als Rheumaleidender viel frisches
Gemüse, am besten aber gekochtes oder gedämpftes. Vermeiden
Sie Gefrier- oder Konservengemüse. Essen Sie nur süße und reife
Früchte. Essen Sie täglich ein wenig gekeimten Weizen.

Kürbis, Linsen und Rote Rübe
Ich erwähnte schon früher, dass Kürbisse, Linsen und Rote Rüben sehr wertvoll für die Gesundheit sind, obwohl sie den meisten

Menschen nicht so bekannt sind. Kürbis ist eine reiche Vitamin-A-Quelle. Wer einen Gemüsegarten besitzt, muss bestimmt einmal Kürbis und Rote Rübe züchten. Es ist ein dankbares Gemüse, das man nicht mehr missen möchte.

Kürbis muss aber vor dem ersten Frost eingeholt werden, man kann ihn jedoch den ganzen Winter an einem trockenen und frostfreien Ort konservieren. Rote Rüben konserviert man den ganzen Winter in einem Kasten mit Erde an einem frischen, aber frostfreien Ort.

Rote Rübe hat blutreinigende Eigenschaften und enthält Kalium, Kalzium und Phosphor, während der rote Farbstoff einen günstigen Einfluss auf die Blutbildung hat. Rote Rübe ist auch reich an Vitamin B und deshalb gut für die Nerven. Man kann Kürbis und Rote Rübe natürlich auch kaufen, obwohl sie in den einfachen, kleineren Läden schwierig zu finden sind. In Diätläden, auf dem Markt oder in Warenhäusern wird man sie schon antreffen.

Linsen sind Hülsenfrüchte, die sehr reich an Eiweißstoffen sind. Deshalb werden sie so von Vegetariern geschätzt, denn sie können die tierischen Nahrungsmittel ersetzen. Man nennt sie auch manchmal »die biblische Nahrung«, weil wir in der Bibel (Genesis 23:34) über Esau, der sein Erstgeburtsrecht seinem Bruder Jacob für einen Teller Linsensuppe mit Brot gibt, lesen können.

Linsen kann man ebenfalls nicht überall bekommen, aber in Diätläden und Warenhäusern findet man sie sicherlich.

Einige Rezepte

»Je weißer das Brot, desto früher tot.«

Schottisches Sprichwort

Obwohl dies kein Kochbuch ist, möchte ich den Lesern, denen Kürbis, Rote Rübe und Linsen noch nicht bekannt sind, die Rezepte von Kürbis- und Linsensuppe wie auch von geschmorener Roter Rübe weitergeben.

Kürbissuppe
(Säuberungs- und säurearme Diät)

Erforderlich für 8 bis 10 Teller:
   2,5 Liter Wasser
   1 Kürbis von etwa 1 kg
   2 große Zwiebel
   2 bis 3 Porree und 1 Sellerie
   1 Suppenlöffel Seesalz
   1 Suppenlöffel Tamari - Lorbeer - Thymian
   2 Suppenlöffel Getreideflocken (Reis-, Hirseflocken)
   2 Suppenlöffel Oliven- oder Sesamöl

Zubereitung:
Den Kürbis in zwei Hälften teilen, sodass sie ihn besser schälen können, und in kleine Stückchen schneiden. Die in Stücke geschnittene Zwiebel in einer großen Pfanne bräunen, dann den Porree, Sellerie und Kürbis hinzufügen. Alles 15-20 Min. auf kleinem

Feuer dämpfen lassen. In der Zwischenzeit das Wasser aufkochen lassen. Wenn das Gemüse genügend geschmort ist, fügt man Wasser, Salz, Getreideflocken, Thymian und Lorbeer hinzu und lässt alles auf kleinem Feuer noch 15 Min. kochen. Mixen und den Tamari hinzufügen. Nicht vergessen, vor dem Mixen Thymian und Lorbeer entfernen.

Linsensuppe
(Säuberungs- und säurearme Diät)

Erforderlich für 8 bis 10 Teller:
   2,5 Liter Wasser
   1 Tasse Linsen (etwa 200 g)
   2 Zwiebeln
   2 bis 3 Porree
   1 Sellerie
   1 Suppenlöffel Seesalz
   1 Suppenlöffel Tamari - Lorbeer - Thymian
   1 Suppenlöffel Reisflocken
   2 Suppenlöffel Oliven- oder Sesamöl

Zubereitung:
Wasche und reinige das Gemüse und schneide es in Stücke. Spüle die Linsen, setze sie mit dem Wasser aufs Feuer und bringe sie zum Kochen. In der Zwischenzeit bräunt man in einer großen Pfanne die geschnittenen Zwiebeln und fügt das Gemüse hinzu, das man weiter zusammen 15 bis 20 Minuten dämpfen lässt. Wenn das Gemüse lange genug gedämpft hat, fügt man die zum Kochen gebrachten Linsen mit dem Wasser hinzu, wie auch die Reisflocken, das Salz und die Kräuter. Lasse alles noch ungefähr 15 Minuten auf kleiner Flamme kochen. Mixen und Tamari hinzufügen.

Gedämpfte Rote Rübe
(Säuberungs- und säurearme Diät)

Erforderlich für 4 Personen:
1 große Rote Rübe oder 2 kleine (etwa 600 g)
1 Zwiebel
ein paar Wacholderbeeren
Salz und Pfeffer
ein halber Kaffeelöffel Zucker
ein paar Tropfen Zitronensaft
ein Suppenlöffel Oliven- oder Sesamöl

Zubereitung:
Wasche die Rote Rübe und trockne sie mit Küchenpapier. Schäle die Rübe und schneide sie in kleine Stücke. Man kann sie auch grob raspeln oder mit einer Gemüsemühle mahlen. Bräune die Zwiebel in Öl und füge die geraspelte Rübe hinzu. Gib das Salz, den Pfeffer, den Zucker, die Zitrone und Wacholderbeeren hinzu und lasse alles auf einem kleinen Feuer schmoren, bis die Rüben gar sind (etwa 45 Minuten). Inzwischen rühren. Wenn nötig, ein wenig Wasser hinzufügen.

Noch ein vollständiges Menü:
**Hirse mit gedämpftem Porree,
gebackenem Tofu und Zwiebelsoße**
(Säuberungsdiät)

Erforderlich für 4 Personen:
Hirse:
1 Tasse Hirse
1,5 Tassen Wasser
ein wenig Seesalz

Gedämpfter Porree:
8 bis 10 Porree, die weißen Teile
1 Suppenlöffel Öl
ein wenig Seesalz
und schwarzen Pfeffer

Gebackener Tofu
1 Becher Tofu
Seesalz und schwarzer Pfeffer

Zwiebelsoße
1 große Zwiebel
1,5 Tassen Wasser
1 Suppenlöffel Vollkornmehl
1 Kaffeelöffel Tamari
1 Suppenlöffel Öl

Zubereitung:
Die **Hirse** spülen und mit dem Wasser und Salz zum Kochen bringen. Auf kleinem Feuer 20 Minuten weiterkochen.

Den **Porree** reinigen, spülen und der Länge nach durchschneiden. Sodann in Stücke von etwa 5 cm schneiden. Den Porree, bestreut mit Salz und Pfeffer, im Öl dämpfen, etwa 45 Minuten. Rechtzeitig rühren.

Den **Tofu** in Schnitten von ungefähr einem Zentimeter Dicke schneiden und wie Fleisch backen, mit Salz und Pfeffer bestreuen.

Bräune die fein geschnittene **Zwiebel** in einer Pfanne mit Öl. Füge die Tasse Wasser hinzu und lasse das Ganze etwa 10 Minuten kochen. Löse das Vollkornmehl in einer halben Tasse Wasser auf und gieße diese Mischung unter Rühren über die Zwiebel. Nimm die Pfanne nach einigen Augenblicken kochen vom Feuer und würze mit Tamar und wenn nötig mit ein wenig Salz.

Vor oben stehendem Menü kann man nach Wahl noch Linsensuppe oder Kürbissuppe auftischen (siehe vorhergehende Rezepte).

Das Rezept kann auch in der säurearmen Diät angewendet werden, aber dann mit Fleisch statt Tofu.

Vitamin-C-Gehalt einiger Lebensmittel

In der unten stehenden Tabelle wird der Vitamin-C-Gehalt einiger Lebensmittel dargestellt. So können die Leser erkennen, dass man nicht immer, um ausreichend Vitamin C zu bekommen, Zitrusgewächse oder tropisches Obst essen muss. Die Natur hat es so vorgesehen, dass in unserem Gemüse und in unserem Obst genügend Vitamin C vorkommt, um unseren Bedarf zu befriedigen. Man kann sehen, dass in Kohl und Sprossen sogar mehr Vitamin C vorkommt als in Orangen und Zitronen. Es fällt auch auf, dass das meiste Vitamin C bei uns im Wintergemüse enthalten ist, wenn bei uns wenig oder kein Obst mehr vorhanden ist. Im Sommer hingegen, wenn es einen Überfluss an Obst gibt und man in ihm auch einen Überfluss an Vitamin C findet, kommt im Sommergemüse dann wieder weniger Vitamin C als im Wintergemüse vor.

Ich hoffe, dass diese Tabelle den Leser überzeugen kann, sodass er sich überhaupt nicht von sauren Zitrusgewächsen abhängig fühlen muss, um den Bedarf an Vitamin C zu befriedigen.

Die Ziffern geben in Milligramm (= 1/1000 eines Gramms) den Vitamin-C-Gehalt pro 100 Gramm wieder. Die Ziffern stammen, außer einige Zahlen, aus dem »Großen Kräuterbuch« von R. Goovaerts.

Gemüse		Einheimisches Obst	
Rosenkohl	150	Erdbeere	60
Grüner Kohl	80	Johannisbeere	30
Roter Kohl	60	Stachelbeere	30
Wirsing	40	Äpfel*	10-25
Radies	30	Kirsche	10
Spinat	25	Himbeere	5
Porree	25	Aprikose	5
Tomate	23	Pflaume	5
Spargel	20	Birne	4
Kartoffel	15	Traube	3
Sellerieknolle	12		
Salat	12		
Endivie	10		
Gurke	10		
Rhabarber	10		
Karotte (Möhre)	5		
Schwarzwurzel	5		
Wittloof	5		
Rote Rübe	5		
Bohne und Linse	5		
Erbse	0		

* *Ein saurer Apfel kann also mehr als das Doppelte an Vitamin C enthalten als ein süßer.*

Eingeführtes Obst

Orange	50
Zitrone	40
Pampelmuse	40
Mandarine	30
Ananas	25
Melone	13
Banane	10

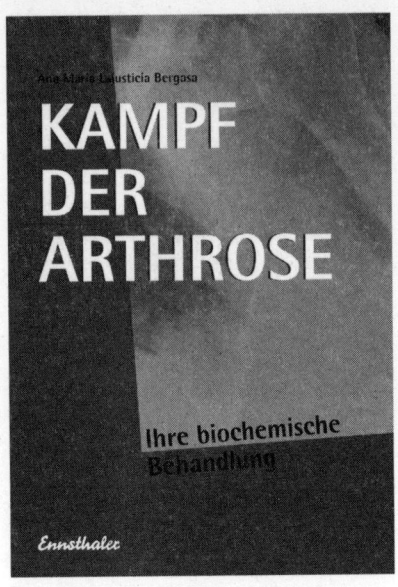

Ana Maria Lajusticia Bergasa
Kampf der Arthrose
Ihre biochemische Behandlung

Arthrose, ein Verschleiß der Knorpel, verursacht Schmerzen in den Gelenken, Ischiasbeschwerden, Hexenschuss und Rückenschmerzen.

Meist geht sie einher mit einer generellen Entkalkung des Skeletts, aber diese ist eine sekundäre Folge und nicht auf Kalziummangel zurückzuführen.

Bis heute hält sich die Meinung, Arthrose sei ein progressiver und nicht rückgängig zu machender Verfall des Skeletts. Das stimmt nicht. Diese negative Erscheinung lässt sich bekämpfen und umkehren.

Ana Maria Lajusticia Bergasa, in Spanien bekannt für ihre Bücher über Diät und Ernährung, erklärt in wissenschaftlicher Weise, jedoch für jedermann verständlich, die Ursachen für dieses Leiden.

Sie verrät uns die Lösung, die auf Ernährungsrichtlinien und nicht auf Medikamenteneinnahme beruht. Diese Lösung hat sich bei Tausenden von Menschen als wirksam erwiesen.

ISBN 978-3-85068-139-1, Format A5, Umfang 88 Seiten, br.

Ennsthaler   **Bücher für ein bewusstes Leben**